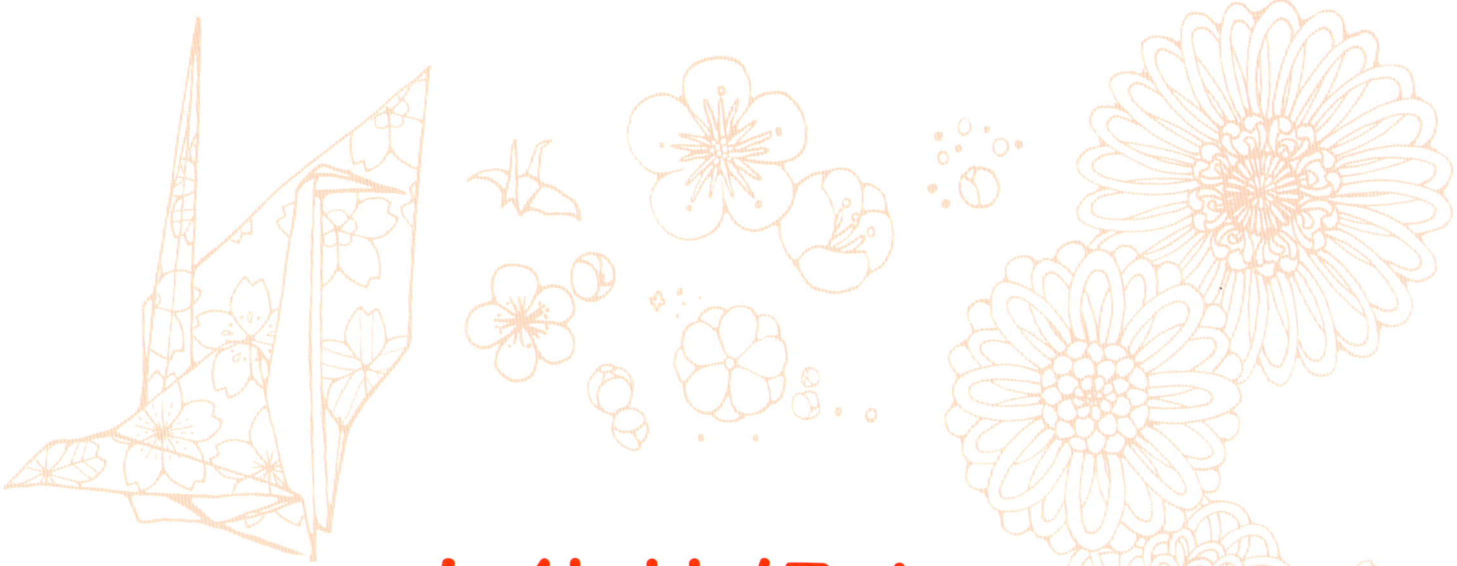

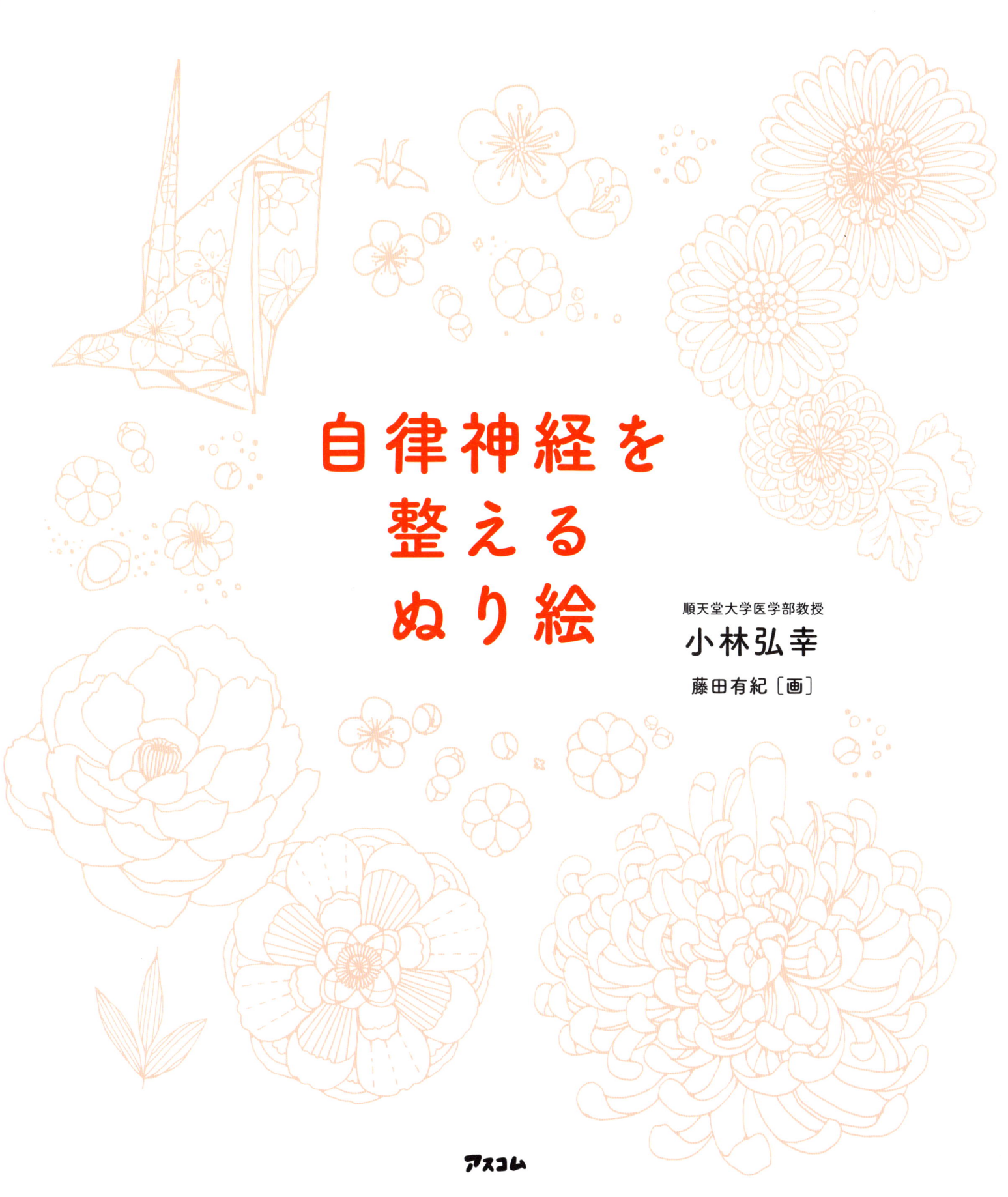

自律神経を整えるぬり絵

順天堂大学医学部教授
小林弘幸
藤田有紀〔画〕

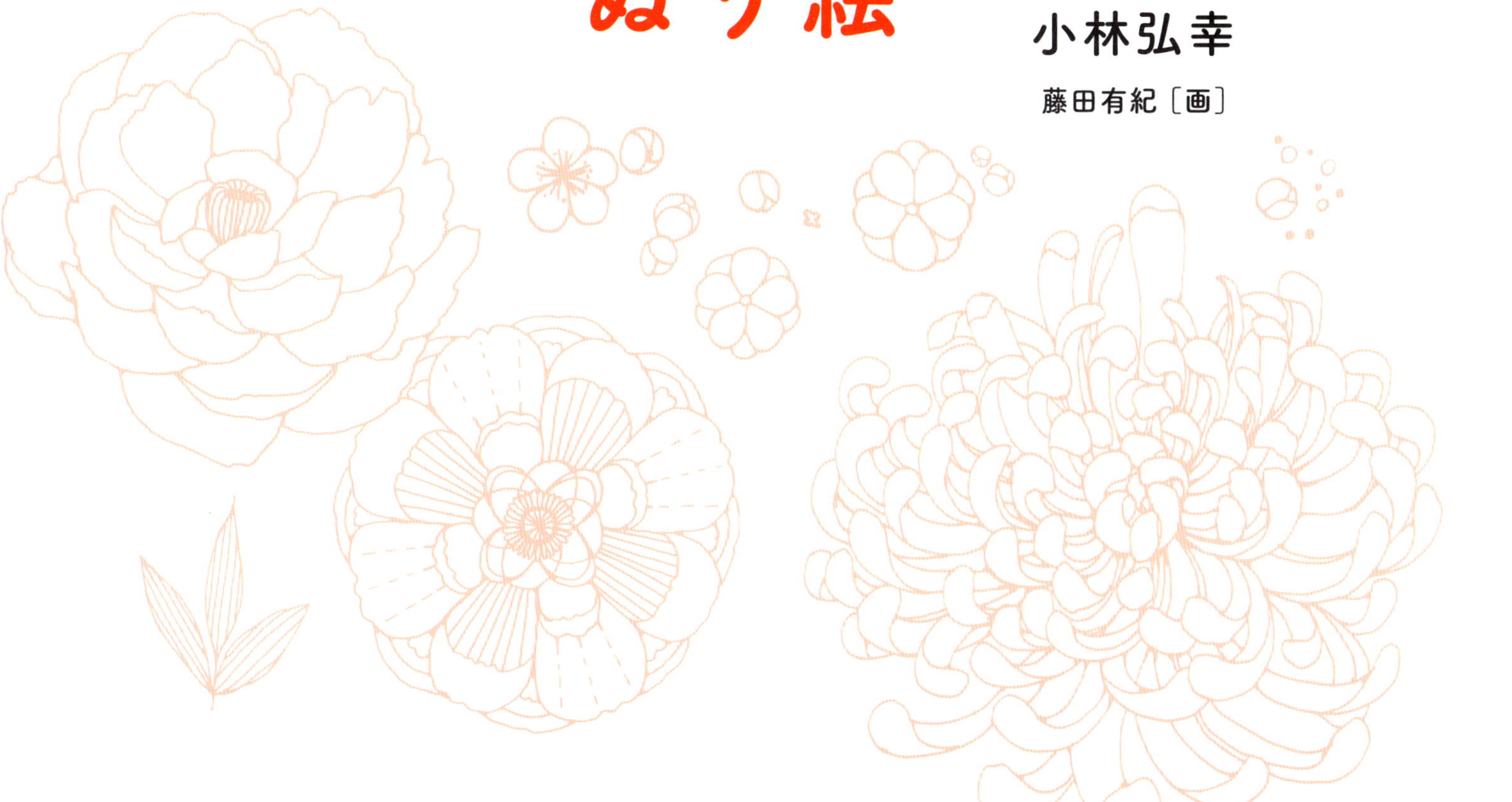

アスコム

はじめに

楽しくぬって 自律神経を整えましょう！

この「自律神経を整えるぬり絵」は、自律神経について長年研究を続けている私が考案した、自律神経の働きをよくする新しいメソッドです。**絵に色をぬっていくだけで、自律神経の乱れからくる健康への悪影響を予防**します。イライラや不眠などの改善にも役立ちます。

そもそも**自律神経は、私たちの生命活動を支える、たいへん重要なシステム**です。私たちが意識しなくても呼吸ができているのは、この自律神経のおかげ。また、血液が全身をめぐり続けているのも、心臓や肺や肝臓などの臓器が絶え間なく役目を果たしているのも、すべてこの自律神経が、休みなく働き続けているからなのです。

しかし、この自律神経がきちんと働かなくなると、全身にあらゆる不調が訪れます。

私は常々「**健康とは、良質な血液が全身の細胞にきちんと行き届いていること**」とお話ししています。

自律神経の働きが悪くなると呼吸が乱れ、血液に十分な酸素を取り込めなくなるほか、血流に毒素がたまり、必要な栄養素を細胞に送ることができなくなってしまうのです。すると、私たちの体をつくる60兆個もの細胞たちは、酸欠や栄養不足になってしまうため、さまざまな不調が襲いかかってきます。高血圧や高血糖などの生活習慣病や、現代病といわれるうつ病も、自律神経の乱れとけっして無関係ではありません。

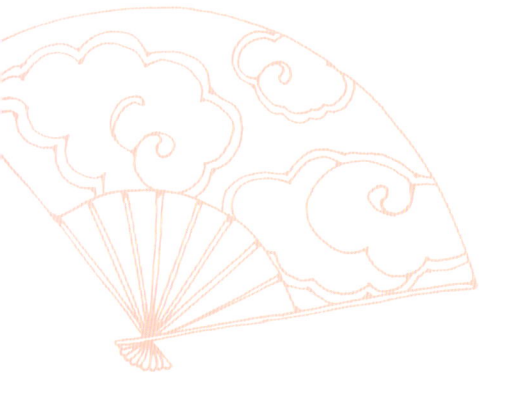

そこで、私は医師として、ずっと自律神経をコントロールする方法を追い求めてきました。食事、運動、睡眠はもちろん、呼吸の仕方や物

の考え方、視覚や聴覚など五感へのアプローチにいたるまで、あらゆる可能性を探求しました。

そして、このたび新たに確信を得たのが、このぬり絵です。「大人のぬり絵」がブームになっていますが、人気の背景には子供時代に戻ったような「懐かしさ」があるようです。**懐かしいという感情は、自律神経を安定させる効果もあることから、私はぬり絵の効果に着目しました**。さらに、五感への刺激がもたらす作用を分析し、より自律神経の働きを活性化させるための工夫も盛り込んで、今回のぬり絵を開発しました。

さあ、あなたの好きな色でぬり絵に彩りを加えましょう。ぬり絵が完成するとき、達成感とともにあなたの自律神経も活性化します。心身の不調もやわらいでいくことでしょう。

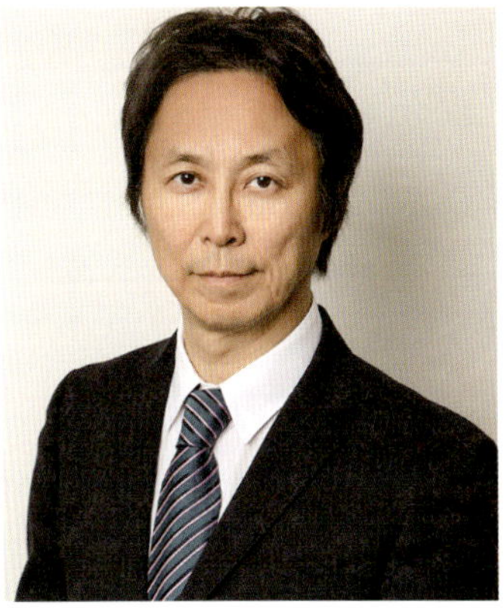

小林弘幸

順天堂大学医学部教授。自律神経研究の第一人者として、プロスポーツ選手、アーティスト、文化人へのコンディショニング、パフォーマンス向上指導にかかわる。

どうして自律神経を整える必要があるの？

現代人の自律神経のバランスは危機的状況です！

自律神経には、体を活動状態にする「**交感神経**」と、休息状態にする「**副交感神経**」の２つがあり、**どちらも元気でバランスよく働いていることが理想的**です。

しかし、現代人のほとんどはこの理想型からほど遠い状態です。たとえば忙しくてピリピリしている人や、夜ふかししがちな人は副交感神経の元気がない、イライラタイプ。交換神経が過剰なため、血管が収縮して血流が悪くなり、頭痛や肩こり、高血圧になりやすい傾向があります。

いっぽう、交感神経の元気がない人は緊張感がなくなり、何をするにもスロー。副交感神経が過剰なため、血管は弛《し》緩《かん》し代謝が悪くなりがちです。集中力は散漫《さんまん》、うつ病などにかかりやすい傾向もあります。

さらに、こうしたアンバランスな状態を放置しておくと、状況は悪化し、いずれどちらも元気がない状態になり、自律神経の活動量（トータルパワー）が下がってしまいます。こうなると、顔色はすぐれず覇《は》気《き》がなくなり、食欲さえもわかなくなってしまいます。**自律神経の活動量が下がることは、生命力そのものが下がるといっても過言ではない**のです！

もはや、現代人の自律神経のバランスは危機的状況です。いくつになっても若々しく健康であるためには、日頃から自律神経のバランスを整えることが大切です。

1 交感神経と副交感神経の
どちらも活動的で元気な状態

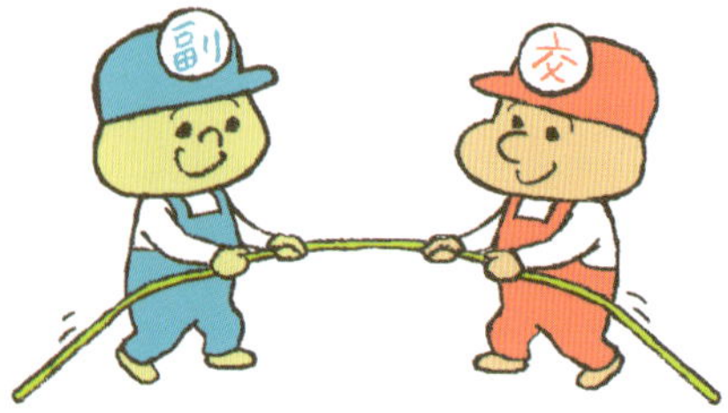

2 交感神経と副交感神経の
どちらかが元気がない

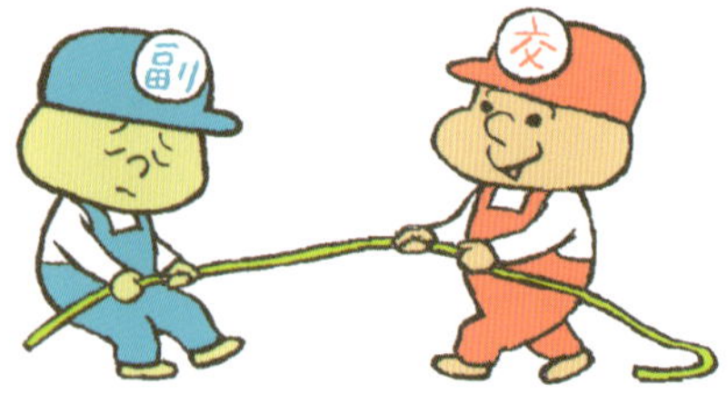

3 交感神経と副交感神経の
どちらも元気がない

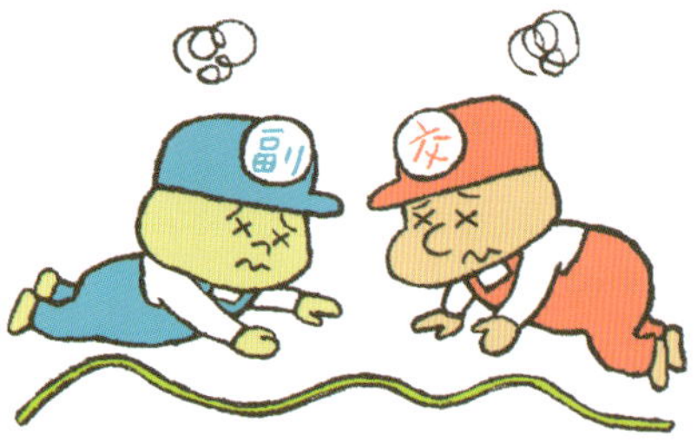

自律神経のバランスを整えると
こんないいことがあります！

1 ストレス緩和

イライラするのは、交感神経が過剰な状態である証し。副交感神経も元気になれば、心身がリラックスモードになり、ストレスが軽くなります

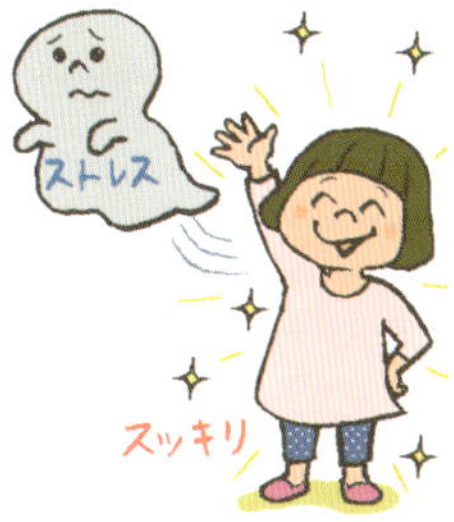

2 免疫力UP

自律神経のバランスが整うと、免疫を司る血液中の白血球のバランスもよくなり、活性化。ウイルスや細菌をよせつけない体になります

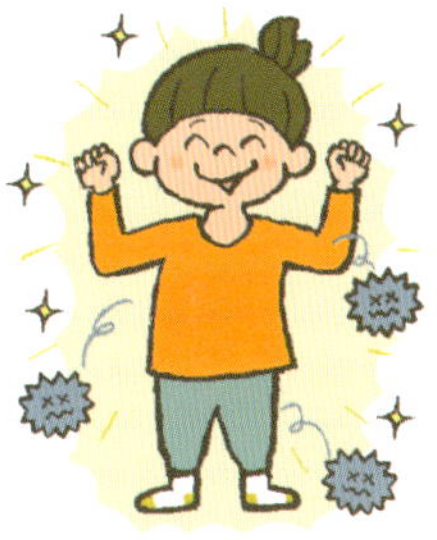

3 疲労回復

全身の血流がよくなるので、必要な栄養素や酸素が細胞に届くほか、新陳代謝が促進され、体内にたまった疲労物質もスムーズに排出されます

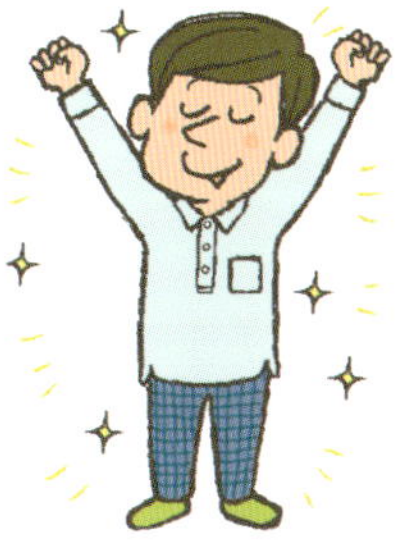

4 ぐっすり眠れる

メラトニンという睡眠ホルモンが正常に分泌されるようになり、夜になると心拍数や血圧を下げ、体を自然な睡眠へと誘います

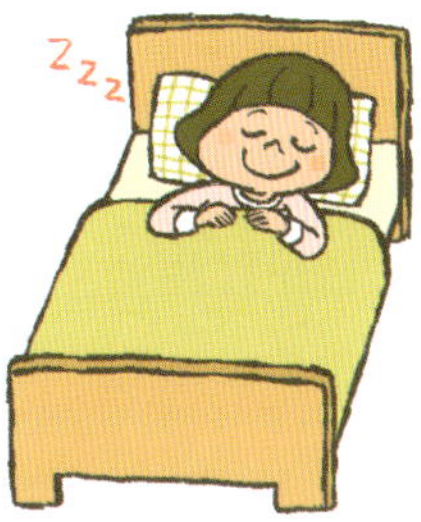

5 冷え性改善

血流には熱を全身に運ぶ役割もあります。自律神経が整うと心臓から遠い末端の血管まで血液が届くようになり、全身の冷え性が改善します

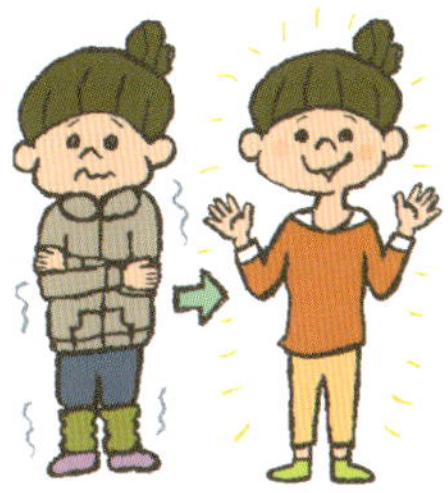

6 不定愁訴の改善

めまいやのぼせ、倦怠感、耳鳴りなどの不定愁訴は自律神経の乱れが主な原因。自律神経が整うと全身の調和がとれ、不快な症状が軽減します

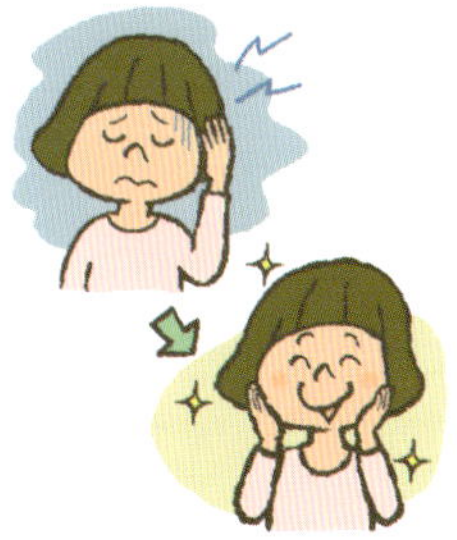

だから、自律神経の活動量を上げることが大切なのです！

どうしてぬり絵で自律神経が整うの？

忙しい現代人にとって規則正しい生活を送ることは難しい

自律神経のバランスを整えるには、まず、**規則正しい生活を送ることが大切**です。夜行性をのぞく生き物は、日中に生きるために必要な活動をし（交感神経優位）、夜は体を休めることで翌日に備えるように（副交感神経優位）できています。私たち人間も、太陽の光を合図として、1日のなかで自律神経の働きを切り替えているのです。

しかし、忙しい現代人にとっては、太陽とともに寝起きするのは難しい話です。ストレスによって寝つきが悪くなったり、反対に、休日は寝だめをしてしまったり。一晩中煌々《こうこう》と電気がついている現代のライフスタイルも、規則正しい生活を送ることを難しくしています。

だからこそ、私は医師として音楽やアロマテラピーなど手軽に自律神経を整えられる方法を考えてきました。今まで開発した音楽や香りが「聞く」「嗅ぐ」など受け身の行動なのに対し、ぬり絵は自分の手先を使う、自発的な行動です。**そのため、ぬり絵をすることで交感神経と副交感神経の両方を、より底上げできる**ことがわかりました。もちろん、音楽を聞いたり、アロマの香りを嗅ぎながらぬり絵をするとさらに効果的でしょう。ぬり絵そのものが持つ、自律神経を活性化させる効果は次のページのとおりです。

仕事が残業続き

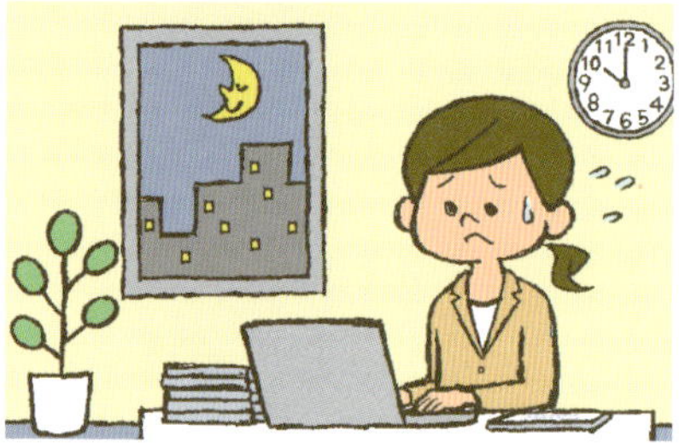

夜ふかし・寝坊をしがち

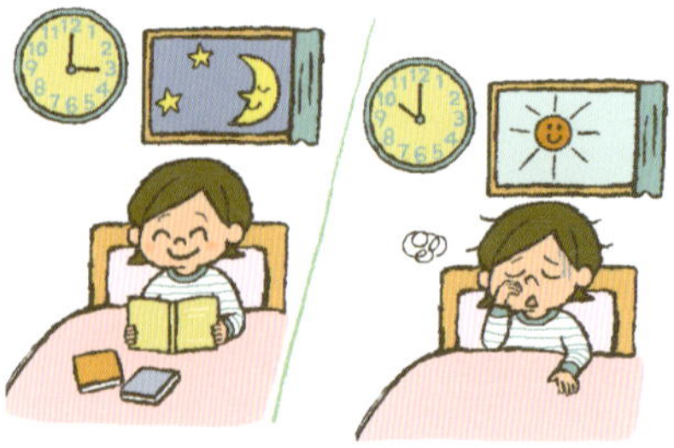

ストレスや不安が多い

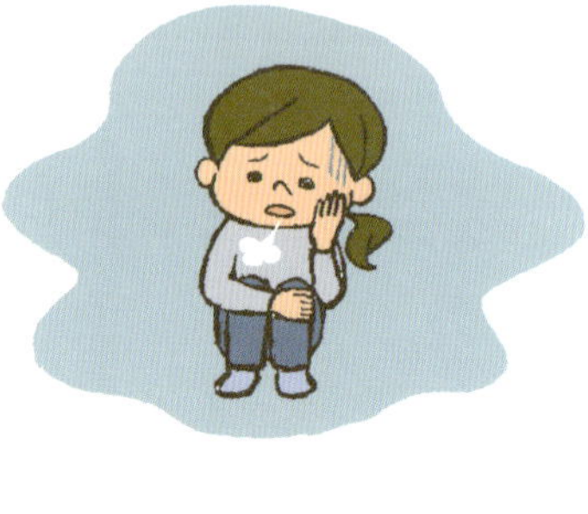

ぬり絵なら
短い時間で効果が実感できます

1 呼吸が整う

慌ただしい毎日のなかでは、おのずと呼吸も乱れがちですが、ゆっくり、丁寧にぬり絵をすると、呼吸が自然と一定のリズムに整います。自律神経と呼吸は密接な関係にあるため、呼吸が整うと、自律神経のバランスも整います

2 単純作業でリフレッシュ

一説によれば、人は１日に５万〜６万回も考え事をしているといわれていますが、ぬり絵の単純作業に没頭すると、その「考えすぎ」から脳が解放されます。すると、無意識下でたまっていたストレスが軽減し、自律神経の乱れを改善します

3 色の癒やし効果

赤色は交感神経を、青色や紫色は副交感神経を刺激するなど、色が自律神経におよぼす影響は少なくありません。さまざまな色を使うぬり絵は、交感神経も副交感神経も活性化して、自律神経全体の活動量をアップしてくれるでしょう

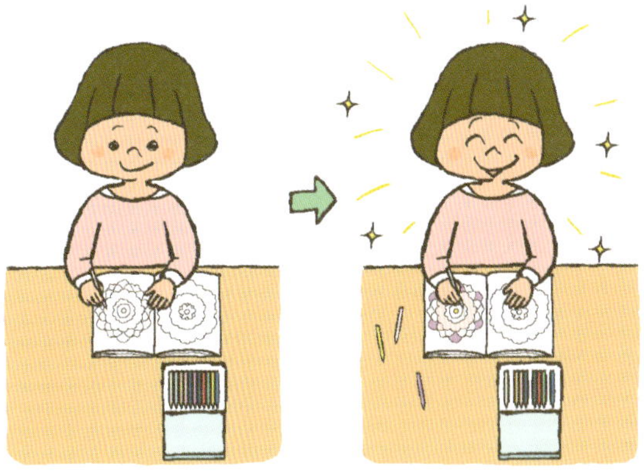

さらにこんな効果も！

認知症予防、
脳トレに効果的！

手先を使う「ぬる」という行動には、認知症を予防する嬉しい効果も期待できます。加齢によって脳細胞の数は年々減少していきますが、全身の部位のなかでもっとも複雑な動きをする指先を使うことは、脳の広い領域を刺激して、脳全体を活性化します。「次は何色を使おう」と考えることとあいまって、脳の萎縮や機能の低下を防ぎます。

このぬり絵を実践することが健康への近道!!

読者
モニターが
体験

私たち、ぬり絵をしたら、自律神経が整いました！

自律神経を測定しました！

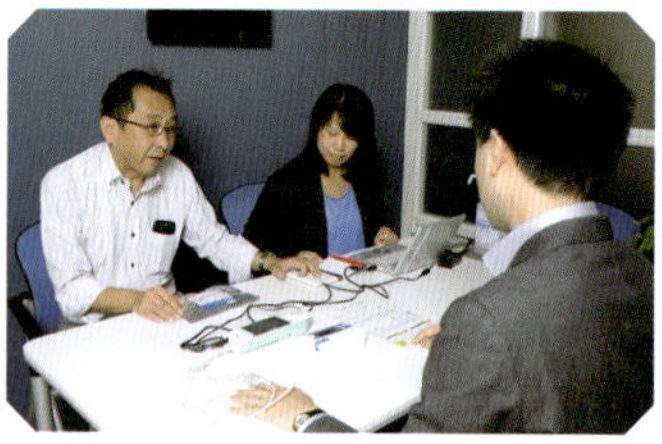

　小林弘幸先生と順天堂大学漢方医学先端臨床センターの山口琢児先生の指導のもと、モニター被験者に本書のぬり絵を試してもらい、その前後の自律神経のバランスと活動量を測定しました。

　ぬり絵をしている時間、頻度、環境などにより、個人差がありますが、このぬり絵は、乱れた交感神経と副交感神経のバランスを整えるほか、交感神経と副交感神経の活動度が増加し、自律神経のトータルパワーを上げる効果が見られました。自律神経のトータルパワーが上がることで自律神経の調整能力も上がるため生命活動力がアップします。今回は一度の実験結果ですが、毎日の生活のなかに取り入れることでさらに効果がみられるでしょう。

01

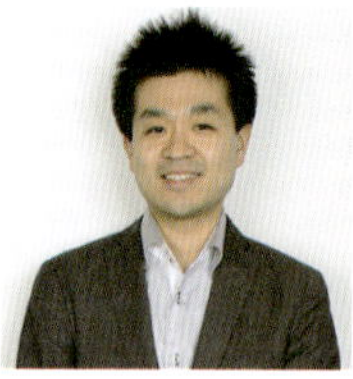

原 彰彦さん（32歳）

ストレス解消にいいですね！

ぬり絵は小学生以来で童心にかえることができました。日々のストレスから解放されて元気になれますね！

ぬり絵前

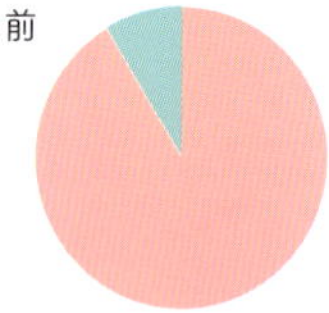

ぬり絵後

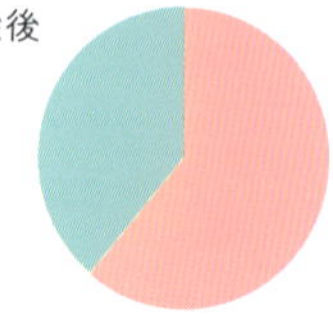

分析結果

ぬり絵前は、現代の30代サラリーマンの典型である交感神経優位の状態でした。ぬり絵後は副交感神経があがり、自律神経のバランスが良くなっています。

02

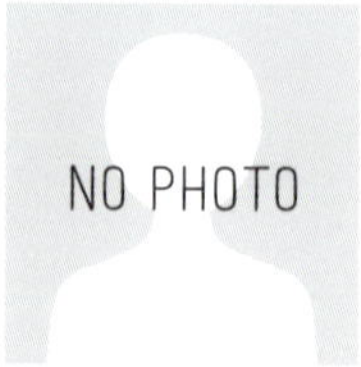

山中理恵さん（34歳）

楽しい気持ちになれました！

絵を描いたりすることが大好きなので、何色を使おうか考えながら、すごく楽しんでできました。

ぬり絵前

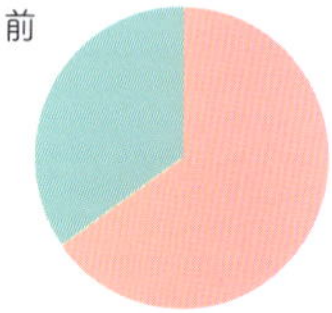

ぬり絵後

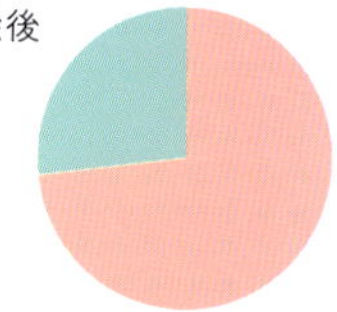

分析結果

グラフではわかりませんが、山中さんは年齢の割に自律神経のトータルパワーが低かったのですが、ぬり絵後はトータルパワーが大幅にアップするという効果がでました。

※円グラフは、交感神経と副交感神経のバランスを表しています。今回の実験で自律神経のバランスがどのように変化したのかを比較しました。

■……交感神経　■……副交感神経

03

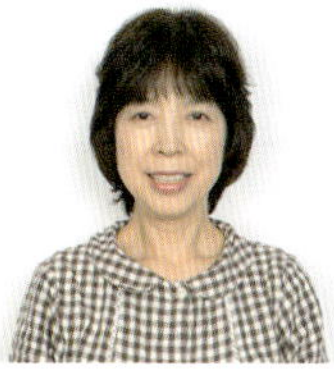

奥田一恵さん（57歳）

リラックスできました！

ぬり絵自体久しぶりでしたが、色のバランスを考えることが楽しくて、リラックスした気分になれました。

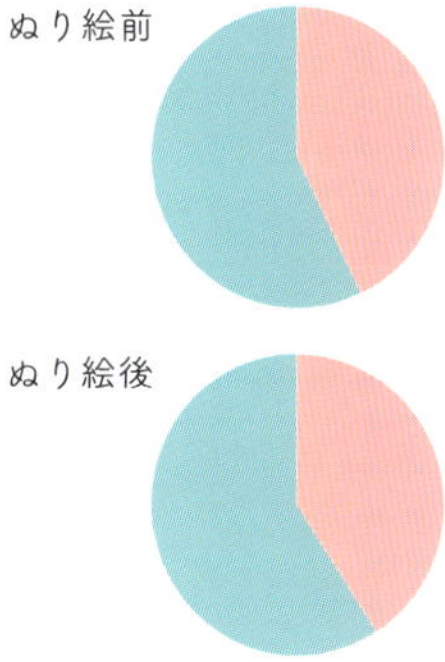

分析結果

交感神経と副交感神経のバランスは元から良く、ぬり絵後は、その良いバランスのまま自律神経のトータルパワーがアップしているという非常にいい結果がでました。

04

藤林秀樹さん（48歳）

頭がスッキリしました！

ぬり絵を始めると、自然と集中できて頭がスッキリしました。やる気がでないときにするといいですね。

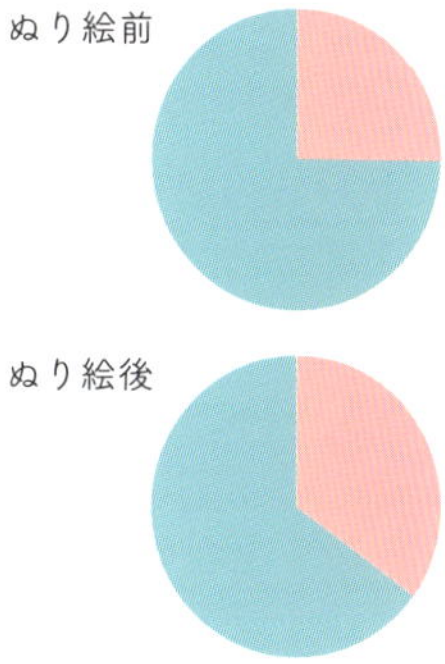

分析結果

副交感神経優位の状態から、交感神経の活動量が増えました。ぬり絵を習慣化することで今後自律神経のバランスがさらによくなるのではないでしょうか。

05

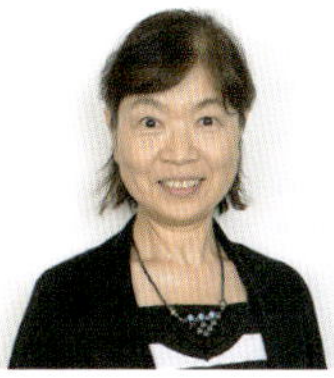

馬崎恵子さん（61歳）

リフレッシュできますね！

時間を忘れるほど集中してぬることができました。色鉛筆を握るのも懐かしく、リフレッシュできました！

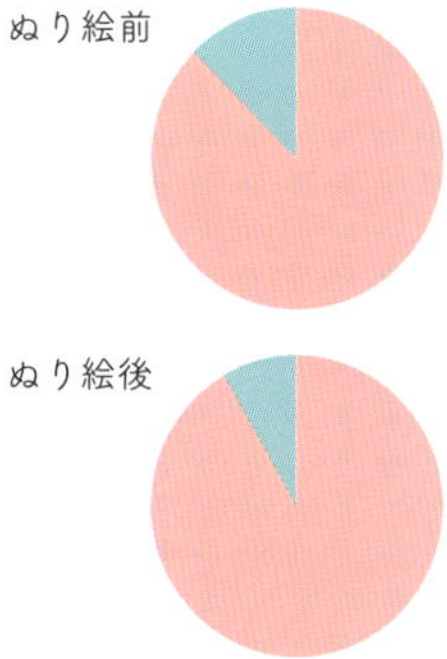

分析結果

交感神経優位の状態は変わりませんでしたが、トータルパワーが増加しているのはとても良い結果です。継続することでより効果がでやすくなるのでは。

06

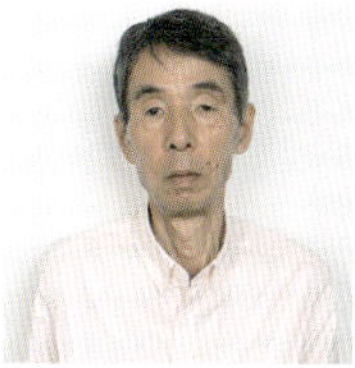

横田国男さん（68歳）

イヤなことを忘れられる！

ぬり絵を始めると自然と集中できて、いろいろなことを忘れられるのがいいですね。続けていきたいです。

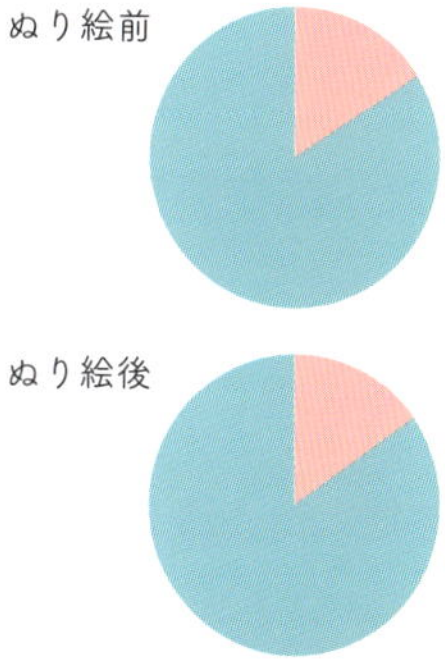

分析結果

ぬり絵前は、副交感神経優位で自律神経のトータルパワーが低い状態でした。ぬり絵後は、トータルパワーが年齢の基準値まで増加するという良い結果がでました。

このぬり絵は、自律神経の研究成果をもとに開発しました

ここが、他のぬり絵とは違います！

1 規則的なモチーフ

本書には、花びらや文様など、細かくて同じような形をぬりつぶす構成を随所にちりばめています。これによっておのずと手の動きが一定になり、体を使ってリズムを刻めるようになるのです。

一定のリズムは、脳の視床下部というところを通じて、自律神経の中枢に働きかけます。呼吸や脈拍を司る自律神経は、規則正しいリズムが大好きなため、バランスが整えられます

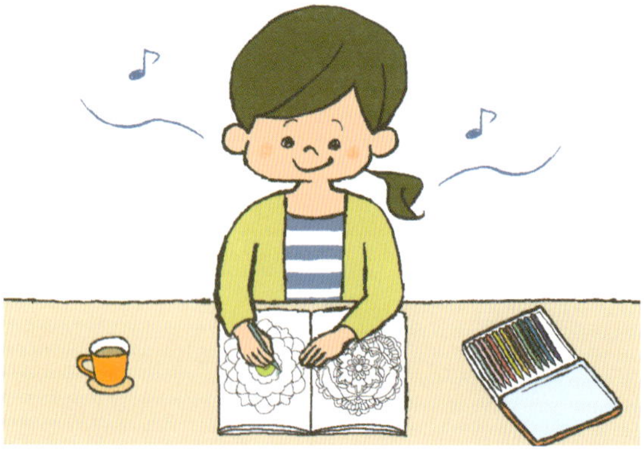

2 大小のメリハリ

大きくぬりつぶす部分と、小さなモチーフ。本書では、ぬる面積の大小にもこだわりました。ひと口にぬり絵といっても、その日の気分でぬり方は変わるものだからです。

大胆に広くぬりたい日もあれば、細かいところを色を変えたりしながら、丹念にぬりたいときもあるものです。メリハリを楽しむことで作業に飽きがこず、楽しく続けられます

3 はみだしにくい&はみだしてもキレイに見える

線を太くしたり、細かいすき間はあらかじめ黒でぬりつぶし、はみだしにくくしています。

せっかくぬっていたのに、色がはみだして残念な気持ちになってしまっては、自律神経が乱れて台無しです。気をつけるあまり作業が楽しくなくなってしまうのもいけません。「ぬること」に集中できるように、線に工夫をこらしました

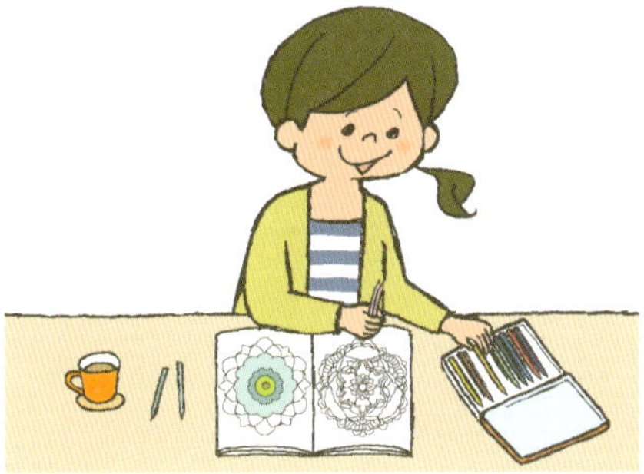

4 和柄を採用

日本人ならどこかで見たことがあるような花、伝統的なモチーフを使用した和柄は「懐かしさ」を感じさせるでしょう。この“懐かしい気持ち”が自律神経は大好きです。

自分のいる環境を肯定できると前向きな気持ちになり、自律神経は整います。美しい和柄を、あなたの手で、さらに美しく彩りましょう

さらに自律神経に効果的！

15分を目安にぬりましょう！

人間の集中力は永遠ではありません。とくに「もっとも集中できている状態」というのはせいぜい15分程度。「まだ終わらない」といつまでもぬっていると、作業が負担になってしまいます。

1回15分を目安に、無理せずおこなうことが、自律神経を効果的に活性化するコツです。もちろん15分経っても楽しければ、続けていただいて結構ですよ。

5 色で遊べる

さらに、さまざまな色を自由に使っていただくために、色使いを限定しない幾何学モチーフも採用しました。着物などに使われた「平安柄」というパターンを参考にしています。

色の癒やし効果についてはP.7のとおり。既成概念にとらわれず、創造力の翼を広げることで「～すべき」という、交感神経過剰な状態からくる、強迫観念からも解放されるでしょう

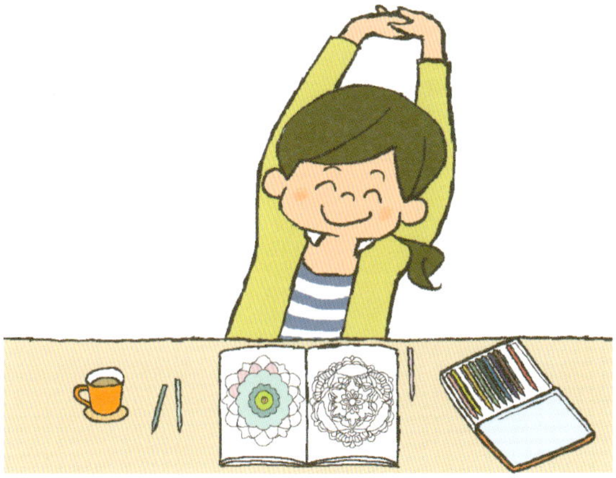

本書のぬり絵は、その効果に個人差があり、必ずしもすべての人の自律神経が整うものではありません。

実践

こんなときにぬるのが効果的

いつでも好きなときにぬっていただけますが、とくに、以下のようなときにぬってみることをおすすめします。心が落ち着き、状況が改善します

1 イライラしているとき

副交感神経の元気がなく、交感神経が過敏になっている状態です。静かにぬり絵を楽しむことで、呼吸が整い、やがてイライラもおさまっていくでしょう

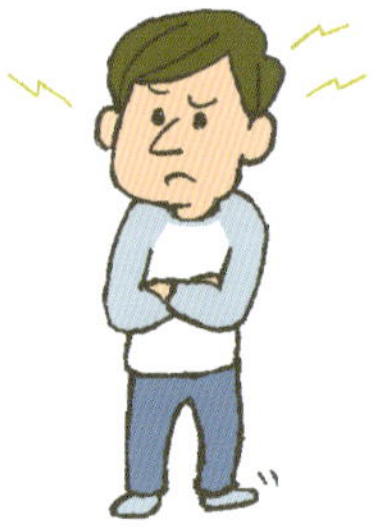

2 やる気がでないとき

交感神経の元気がない状態です。ぬり絵は簡単にできるうえ、成果が視覚でわかるのも特徴。達成感を得やすいため「もっと頑張ろう」とやる気につながります

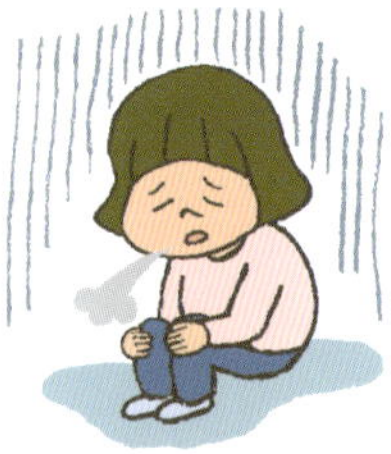

3 不安を感じているとき

正体不明の不安感にさいなまれたときにも、ぬり絵はおすすめです。「何色にしよう？」「きれいにぬれた」という選択と成功の積み重ねが、自信につながります

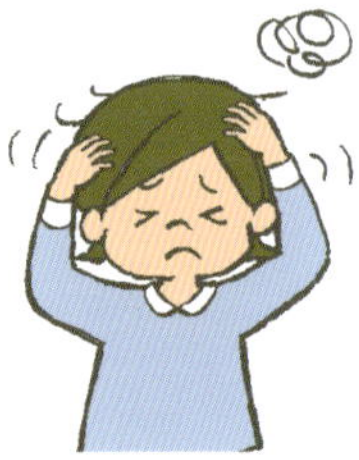

4 気分転換したいとき

ぬり絵の単純作業が気分転換によいことは、P. 7でお話ししたとおりです。ぬることにひたすら集中している間はほかのことを忘れられるので、気分が一新します

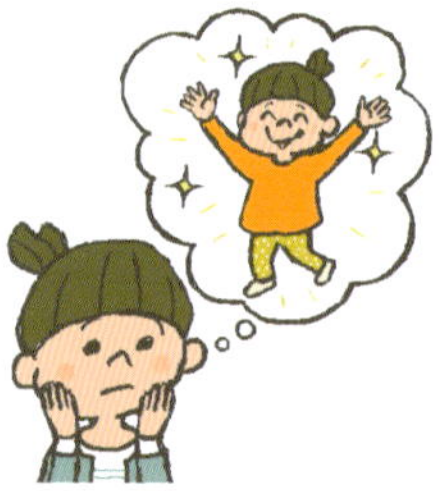

5 つらいことがあったとき

4と同様、作業に没頭することで、頭のなかを占めるつらい出来事から少し距離を置くことができます。そこから意外な解決法が見つかることも。色の癒やし効果もあります

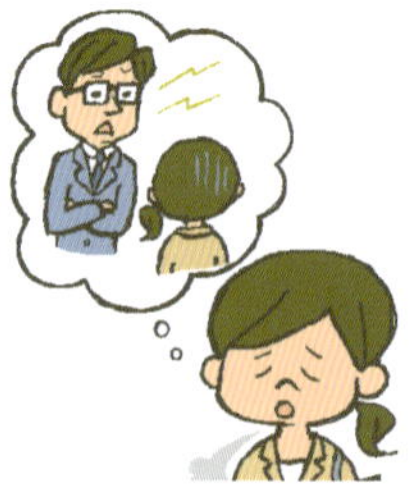

6 寝る前

生きていれば、どうしたって日中は自律神経が乱されるような出来事が続きます。寝る前にぬり絵をすることで、そうした乱れをリセット。落ち着いて眠りにつけます

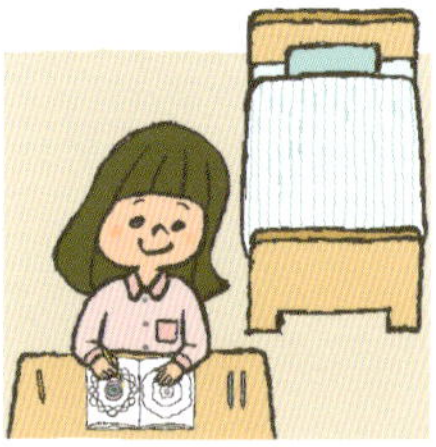

実践

自律神経の効果を高めるぬり方

ぬり方にルールはありませんが、より快適に、
自律神経の働きを高めるためには、いくつかのポイントがあります

1 ゆっくり丁寧に

呼吸を整えるためにも、ぬり絵はゆっくりぬることがおすすめです。慌ただしい日常のなかでほんの15分でも静かな時間を持つことが、自律神経を整えるには重要です

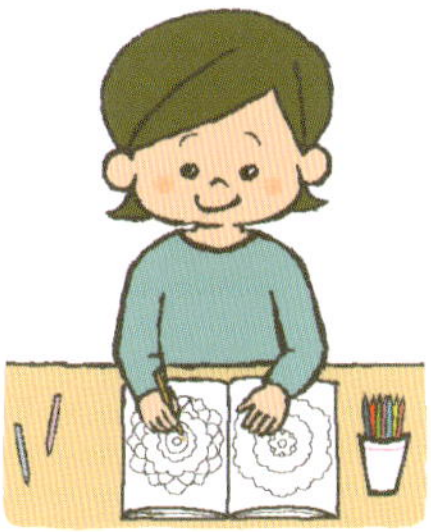

2 画材はぬりやすいものを

色鉛筆、クレヨン、絵の具。画材はなんでも結構ですが、思うように色がのらないと作業が楽しくありません。芯がやわらかいものが比較的ぬりやすくおすすめです

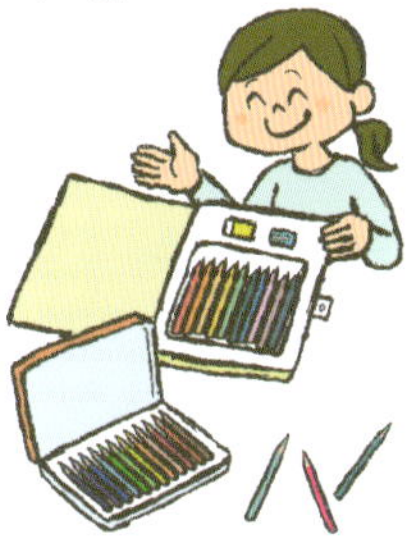

3 好きなところからぬる

ぬり始めの場所に決まりはありません。上からでも、外側からでも、あなたが「ぬりたい」と思った場所から自由に楽しむことが大切です。ルールにとらわれず、楽しんで！

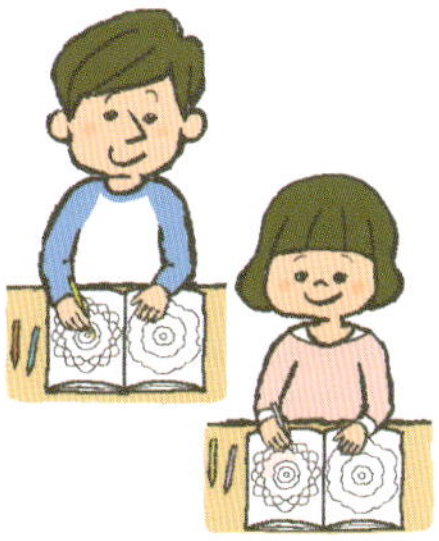

4 姿勢に気をつける

ついうつむきがちになってしまいますが、下を向くと気道がふさがれ、呼吸が浅くなってしまいます。血液が酸素不足になり、自律神経が乱れるもとに。姿勢は正しく！

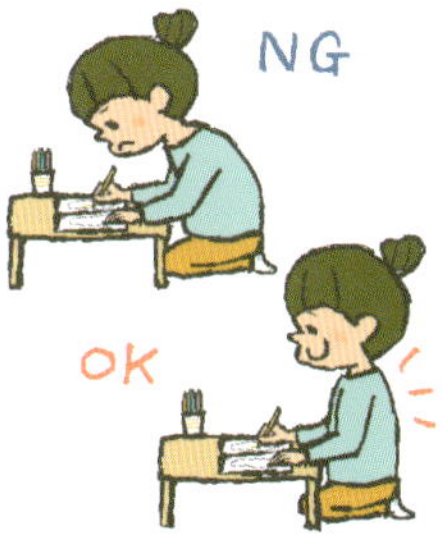

5 休憩をはさむ

同じ姿勢を続けていると、全身の血流が悪くなり、かえって自律神経が乱れるもとになってしまいます。こまめに休憩をはさみ、軽いストレッチをしましょう

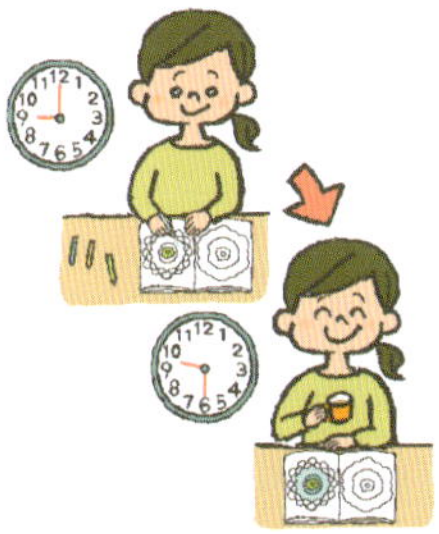

6 いろんな色を使ってみる

色にはさまざまな癒やし効果があるので、できるだけ多くの色を使いましょう。意外な配色を発見できれば、その刺激がさらに自律神経を活性化します

実践 キレイにぬるためのテクニック

ぬり絵に慣れてきたら、今度は彩色にもこだわってみましょう。
より作品の完成度が上がり、ぬるのが楽しくなっていきます

ぬり方を工夫して、さらに楽しんでみましょう！

先ほどもお話ししましたが、このぬり絵には、ルールはありません。強いていえば、いかに楽しく、あなたの好きなように色をぬるかが重要です。重ねぬりをしてもいいですし、わざとぬらない部分があっても構いません。

日常生活では思い切ったチャレンジは難しくても、ぬり絵ならいくらでも挑戦は可能です。意外な組み合わせを発見したときに、やる気はますます上がり、自律神経は活性化していくでしょう。これらのぬり方もぜひ参考にしてみてください。

こんな画材もおもしろい

もっとも身近な画材といえば色鉛筆ですが、絵の具やクレヨン、クレパスなどを使ってみてもいいですね。また、異なる画材を組み合わせることで、質感に広がりも生まれます

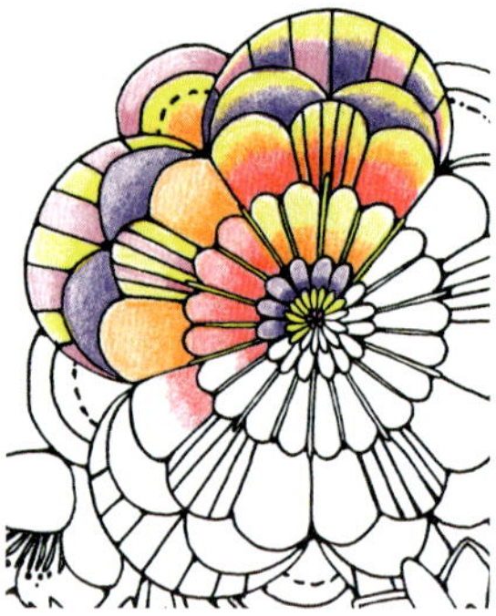

グラデーション

同じ色でも力の込め方を変えると濃淡ができ、絵に立体感が生まれます。複数の色を重ねるときは前の色を薄くし、徐々に次の色をのせていくと自然な仕上がりになります

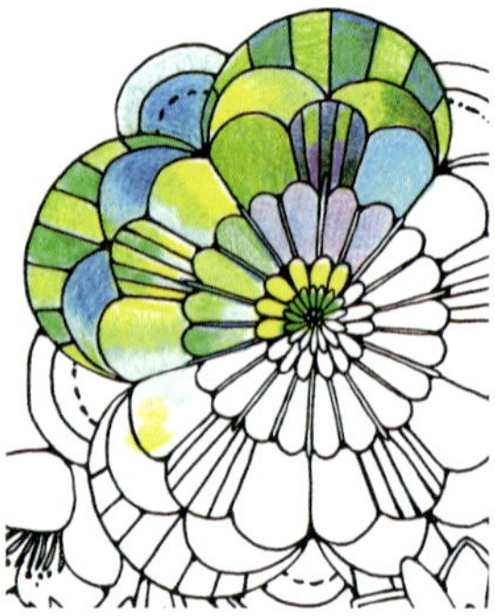

ぬり重ね

色鉛筆でも、色をぬり重ねることでより深みのある表現が可能になります。枠線の近くだけぬり重ねるなど、部分部分で工夫をこらせば、より独創的な作品になります

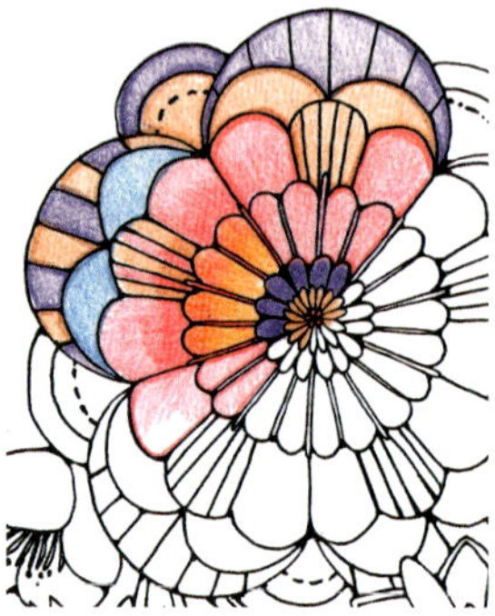

ぬり分け

同じ花の花びらでも、すべて同じ色でぬる必要はありません。あえて異なる配色を楽しむことで、ぬり絵ならではの世界観が生まれます。意外な色にも挑戦してみて！

実践

ぬり終わったあとの楽しみかた

出来上がったぬり絵は、あなただけのオリジナルの作品。
完成後はそのままにせず、いろいろな楽しみ方をさがしてみましょう

完成したぬり絵はコミュニケーション・ツールに！

ぬり絵は、ぬった人ひとりひとりの色選びの個性が光るオリジナル作品です。完成後には観賞という楽しみが待っています。

本書にはミシン目が入っていますので、切り取って飾ることも可能です。また、友達と比べたり、携帯電話で写真を撮って、TwitterやFacebook、InstagramなどSNSにアップしても。

「こういう色が好きなのね」など、作品を通してさまざまなコミュニケーションを楽しむこともまた、自律神経の活性化におおいに役立ちます。

1 額に入れて飾ろう

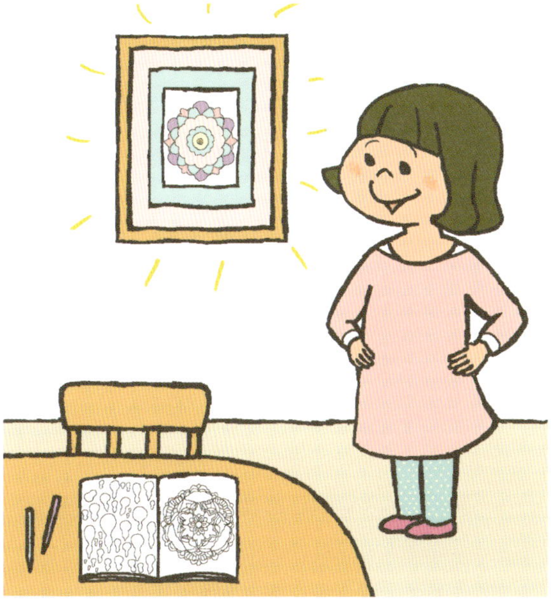

2 友達と比べてみよう

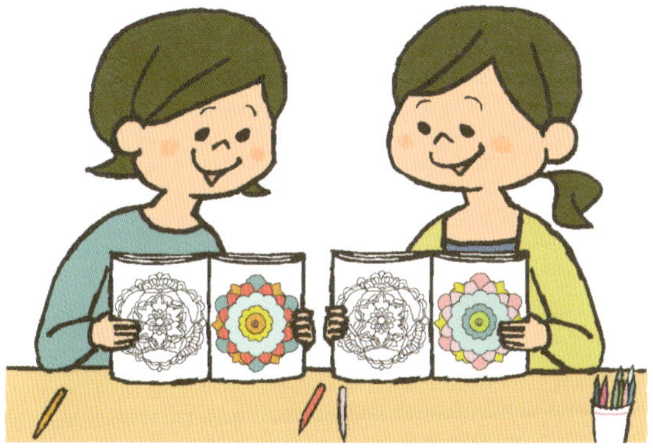

3 SNSにアップ&デジタル加工

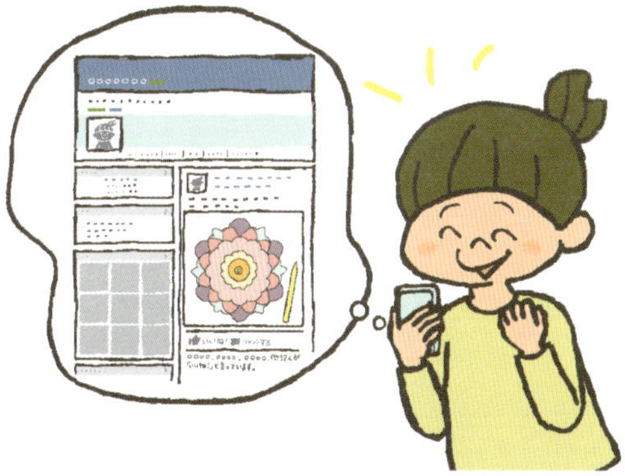

同じぬり絵でも画材によってこんなに違います！

いろいろ試してみましょう！

色鉛筆でぬった場合

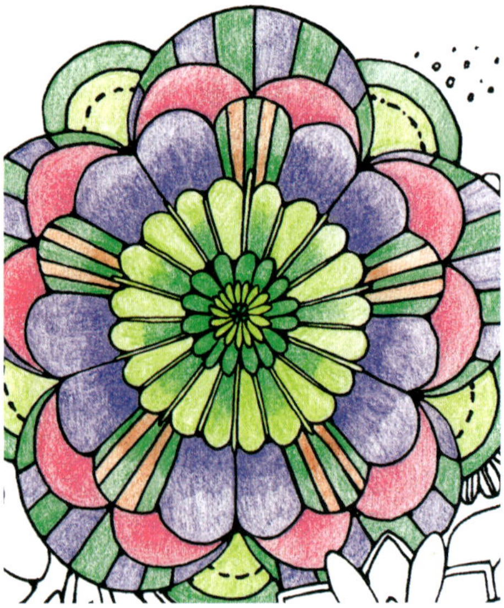

クレヨンでぬった場合

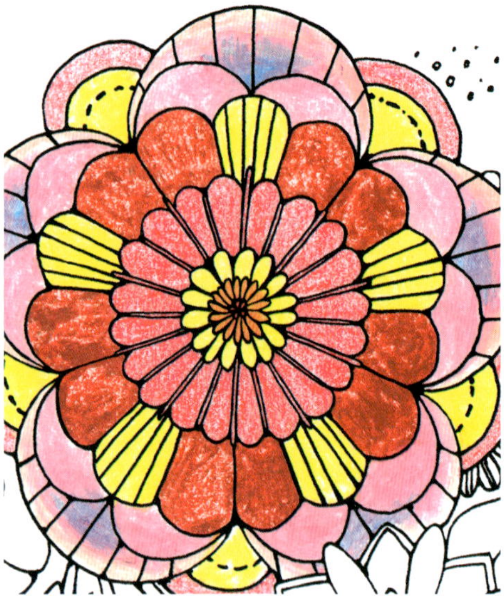

水彩色鉛筆でぬった場合

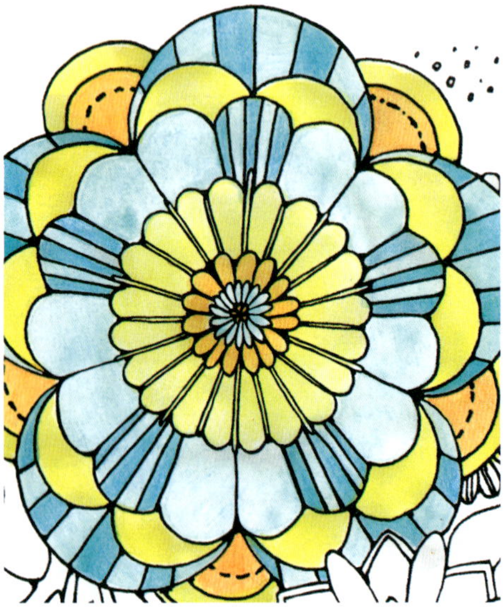

ペンでぬった場合

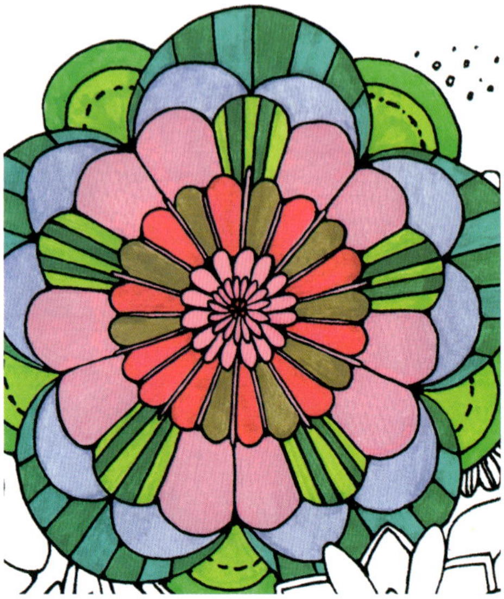

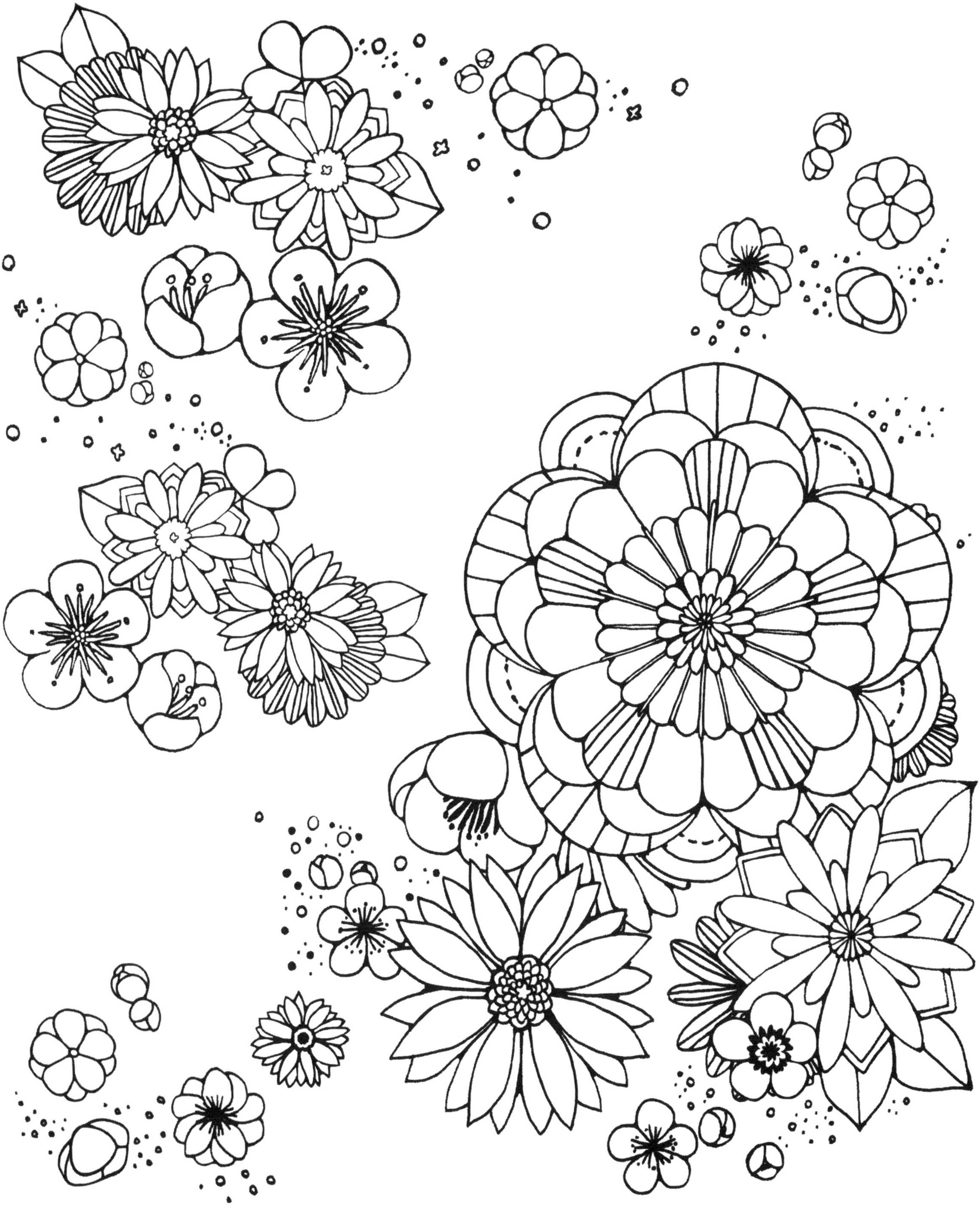

title : 『華紋』

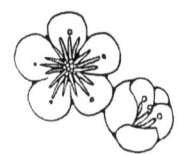

date : 年 月 日

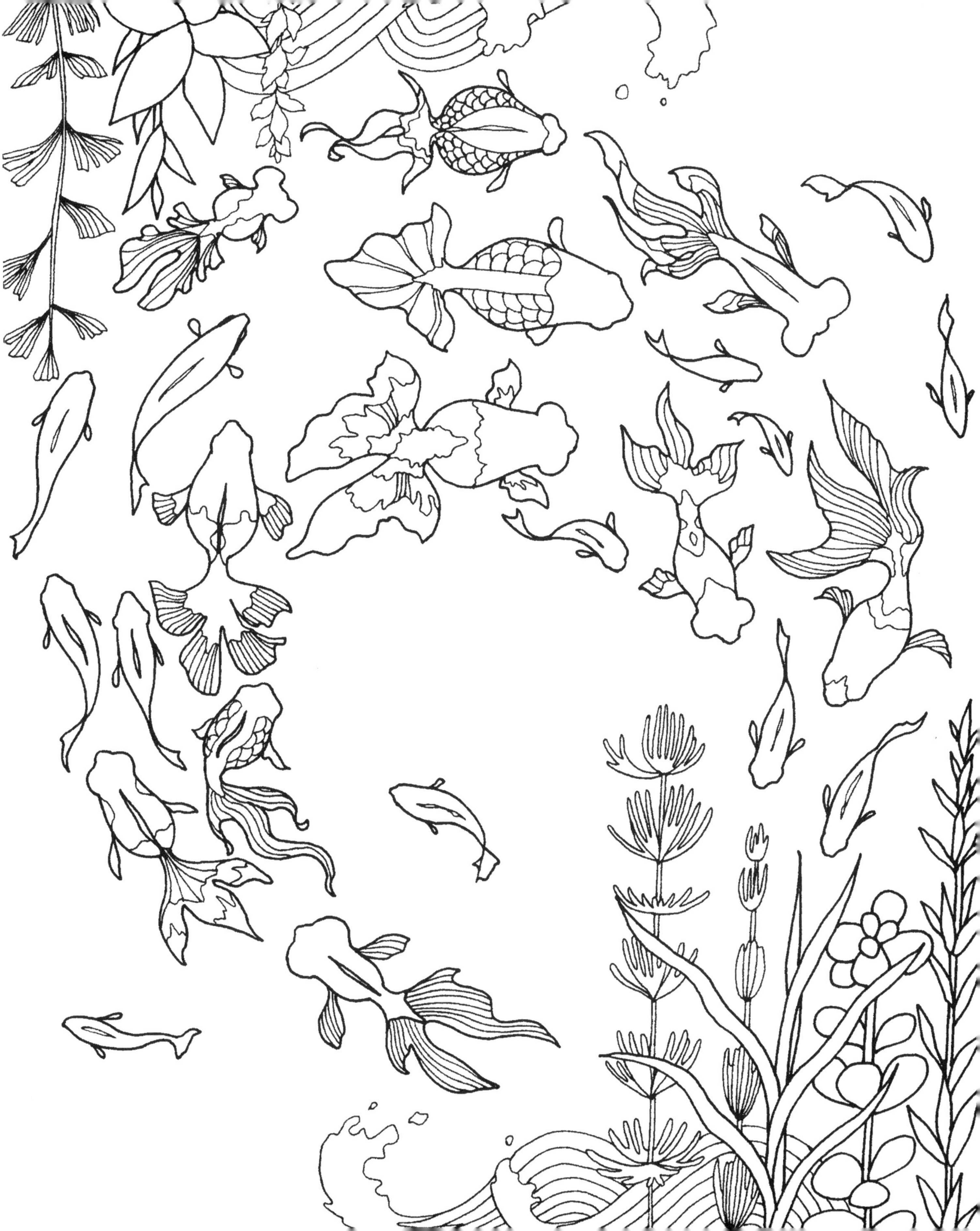

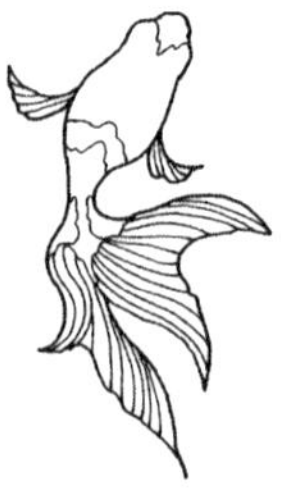

title :『金魚、水草』

date : 年 月 日

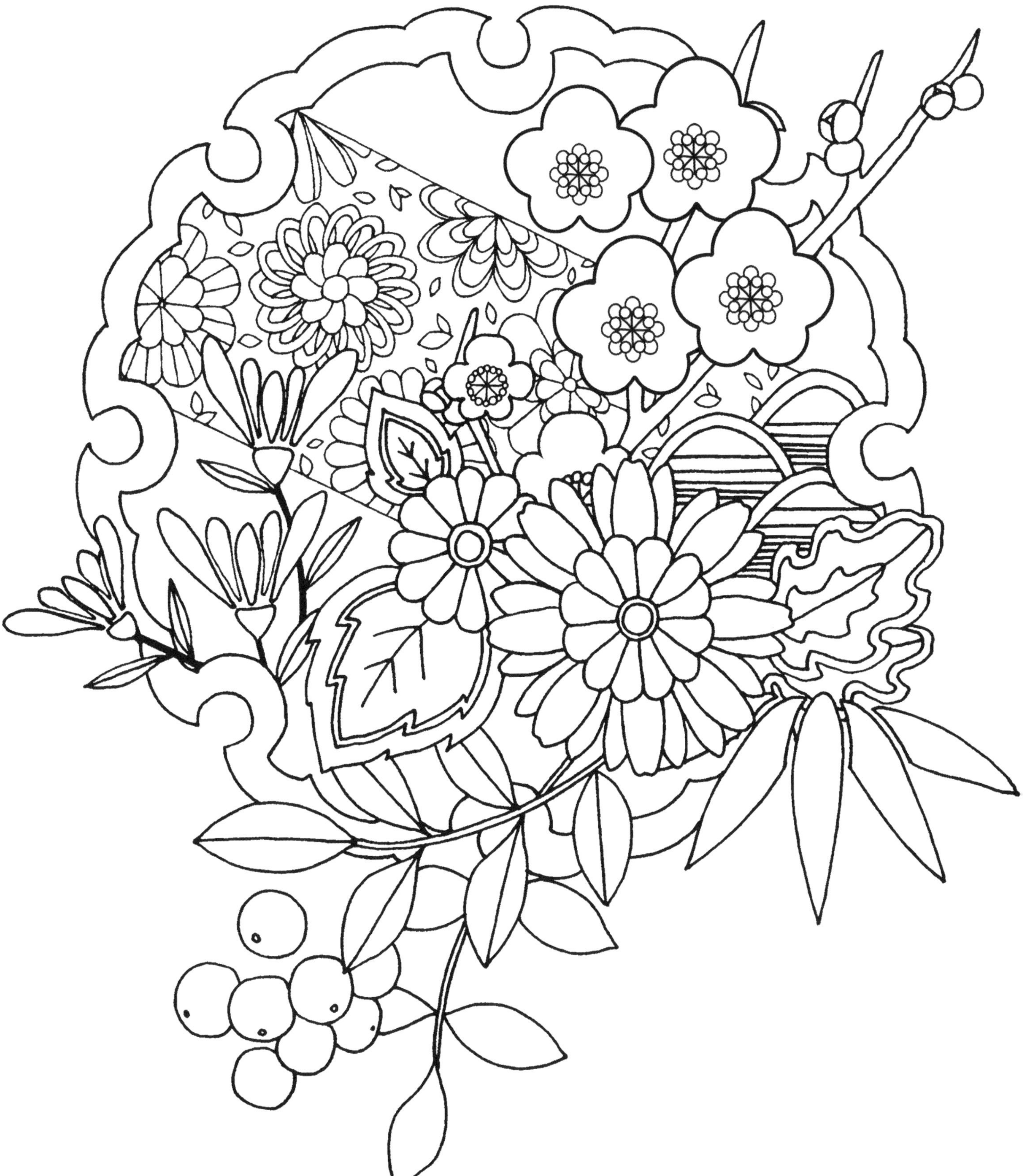

title : 『雪輪、花丸文様』

date : 年 月 日

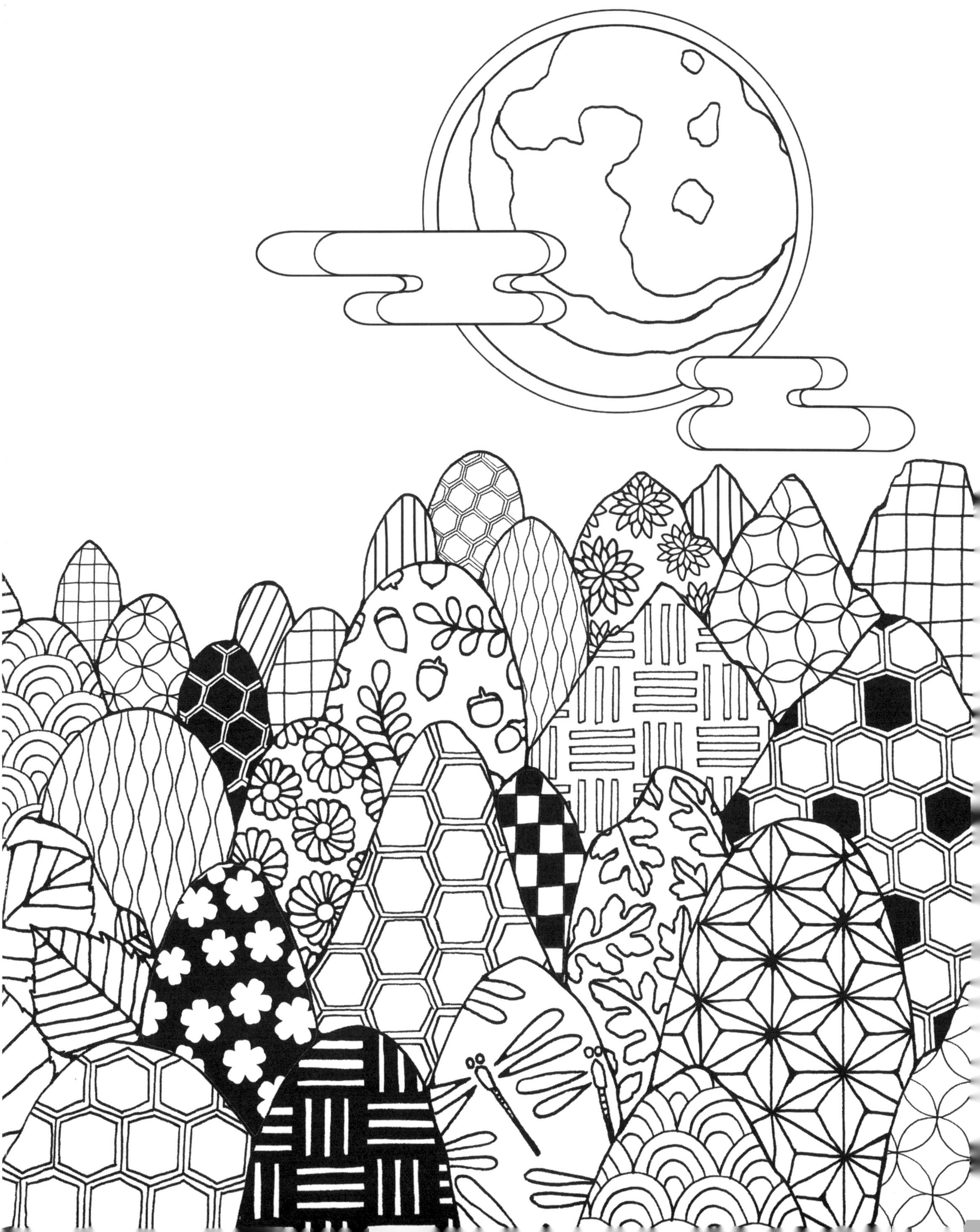

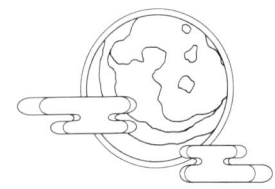

title : 『月、山、割付文様・草花・とんぼ』

date : 年 月 日

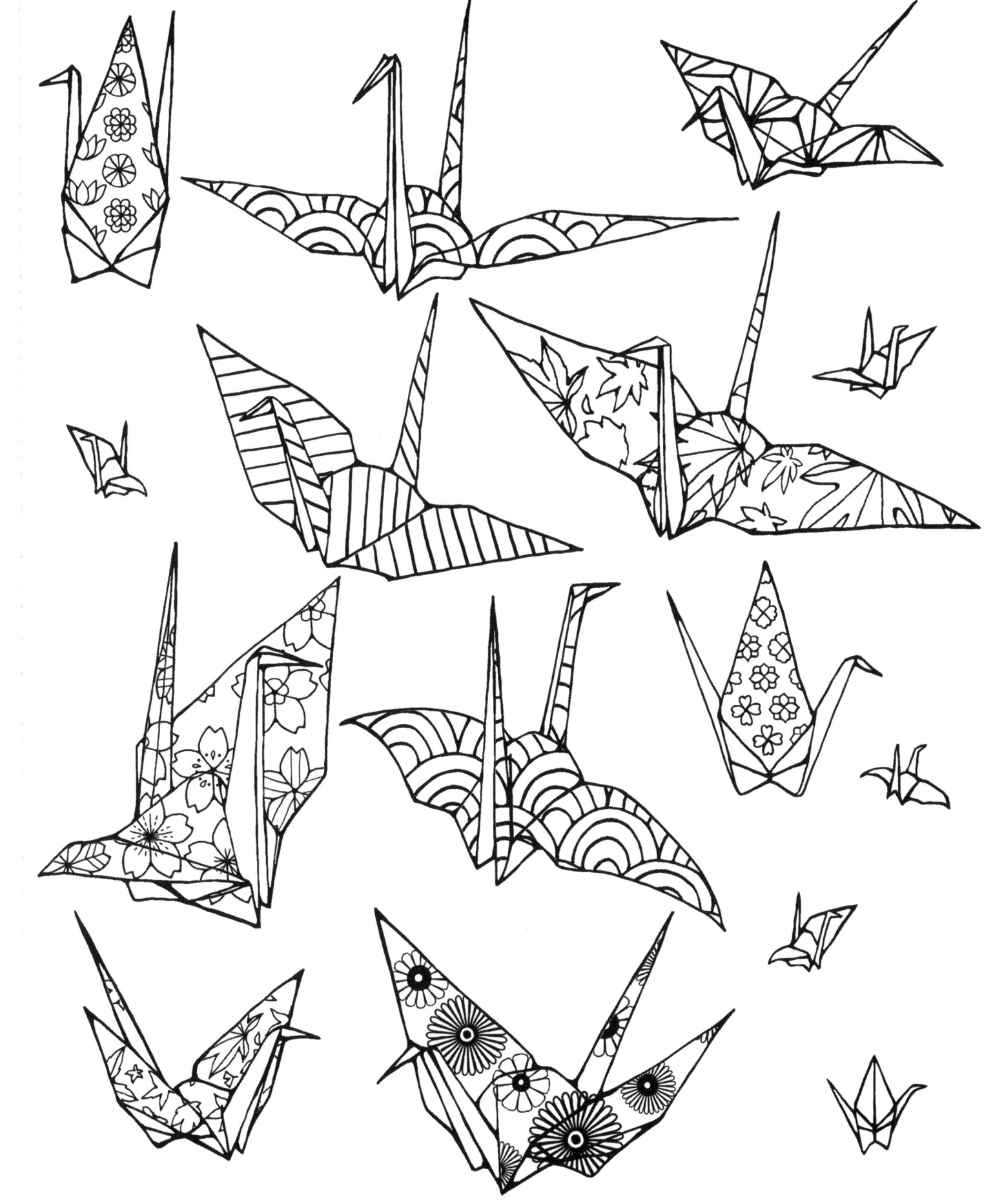

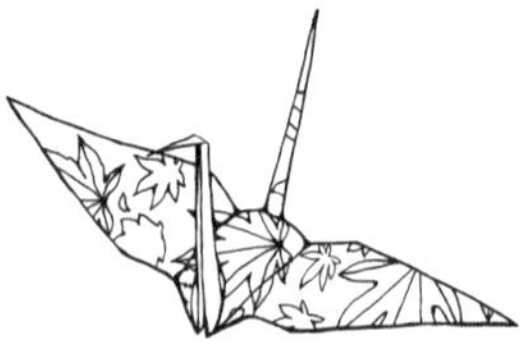

title : 『折り鶴・桜・紅葉、菊』

date : 年 月 日

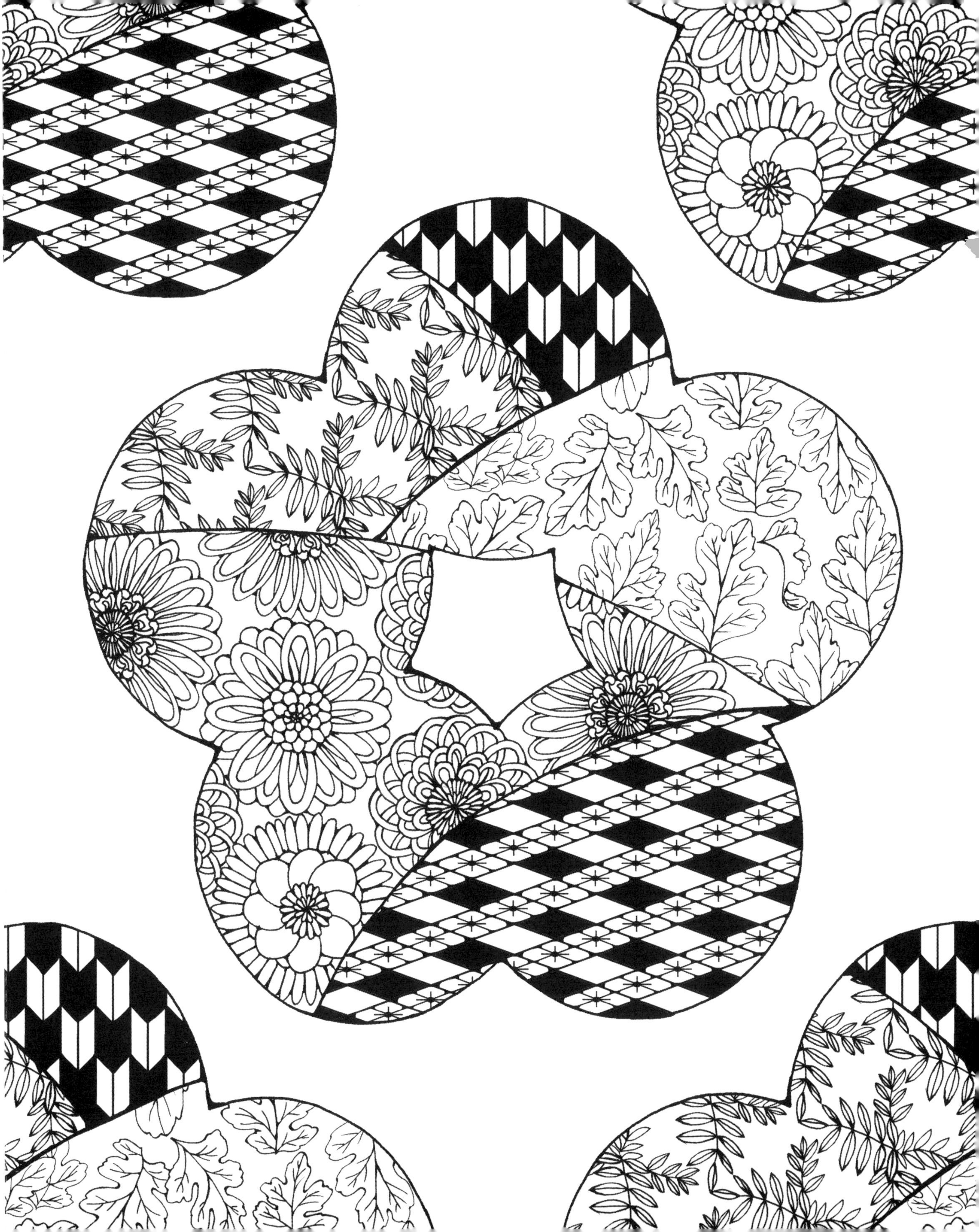

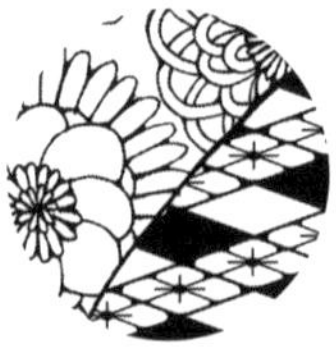

title : 『草花、割付文様』

date :　　　　　年　　　　　月　　　　　日

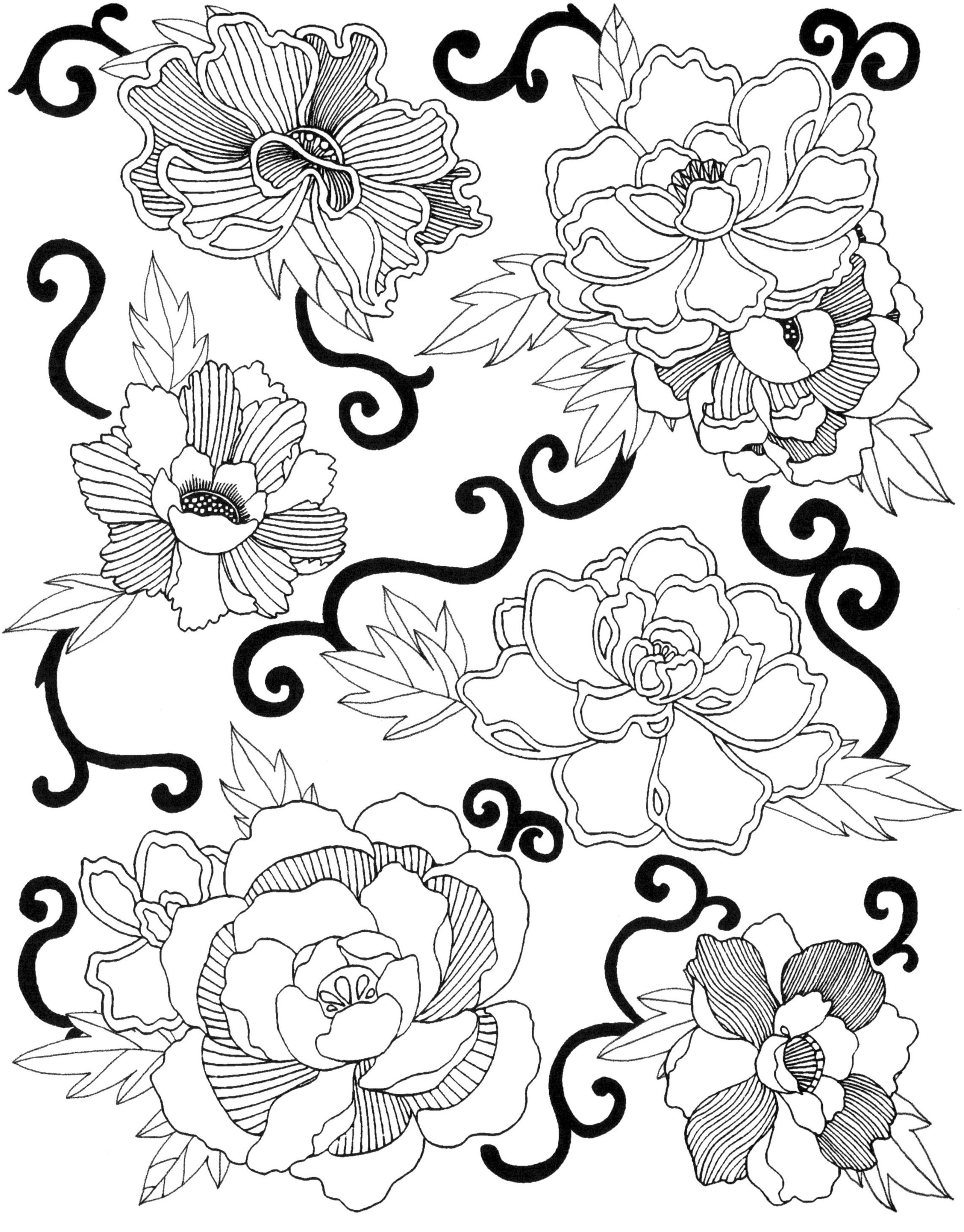

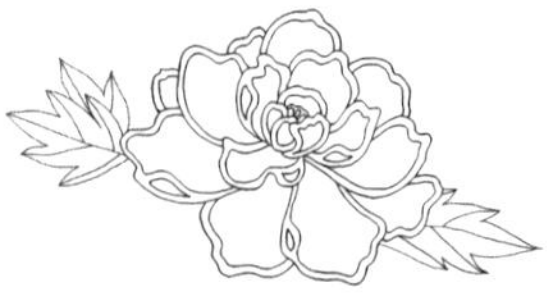

title : 『牡丹，唐草』

date : 年 月 日

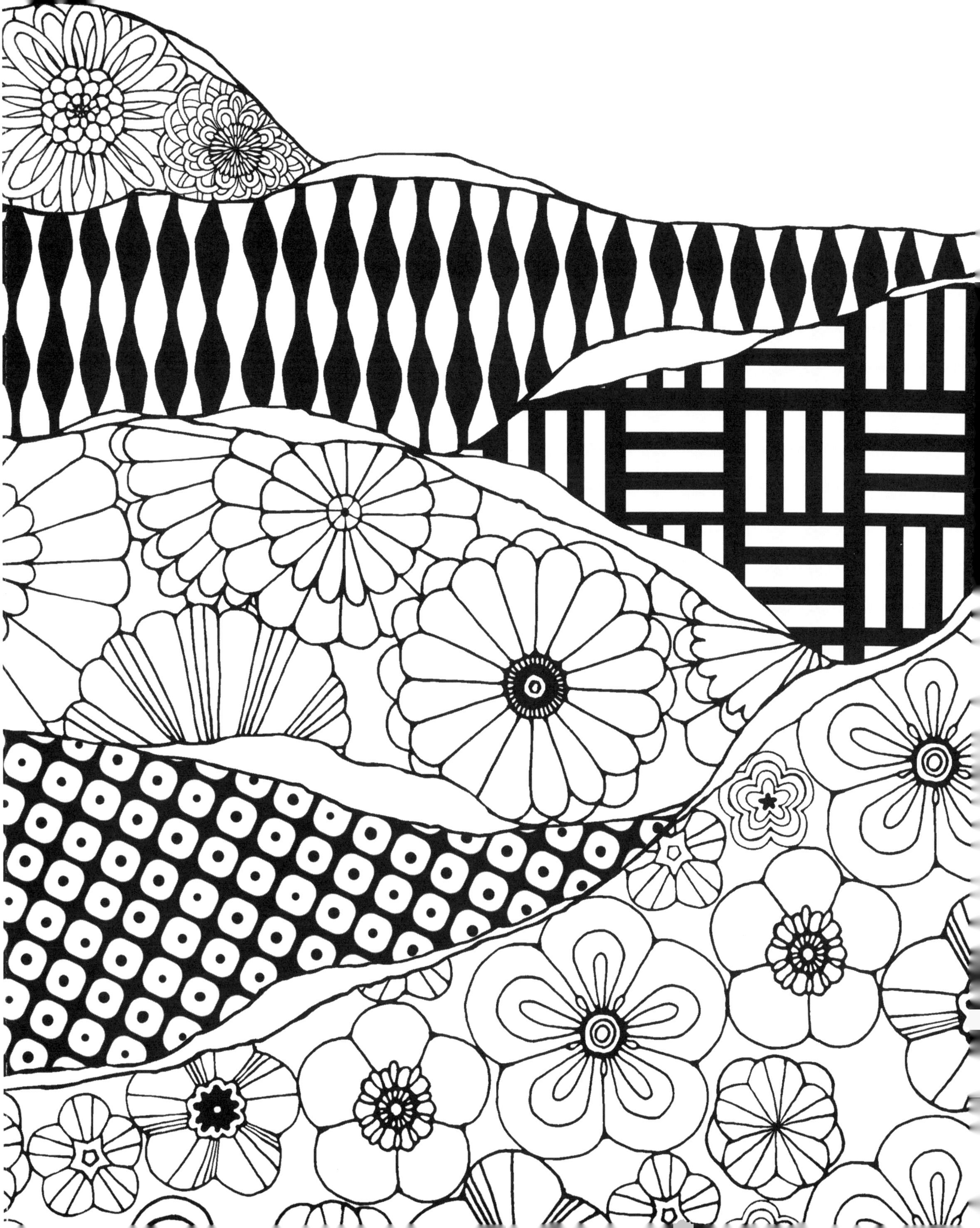

title :『継紙、牡丹、椿、割付文様』

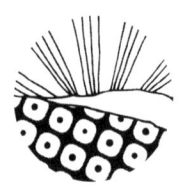

date :　　　　　　年　　　　　　月　　　　　　日

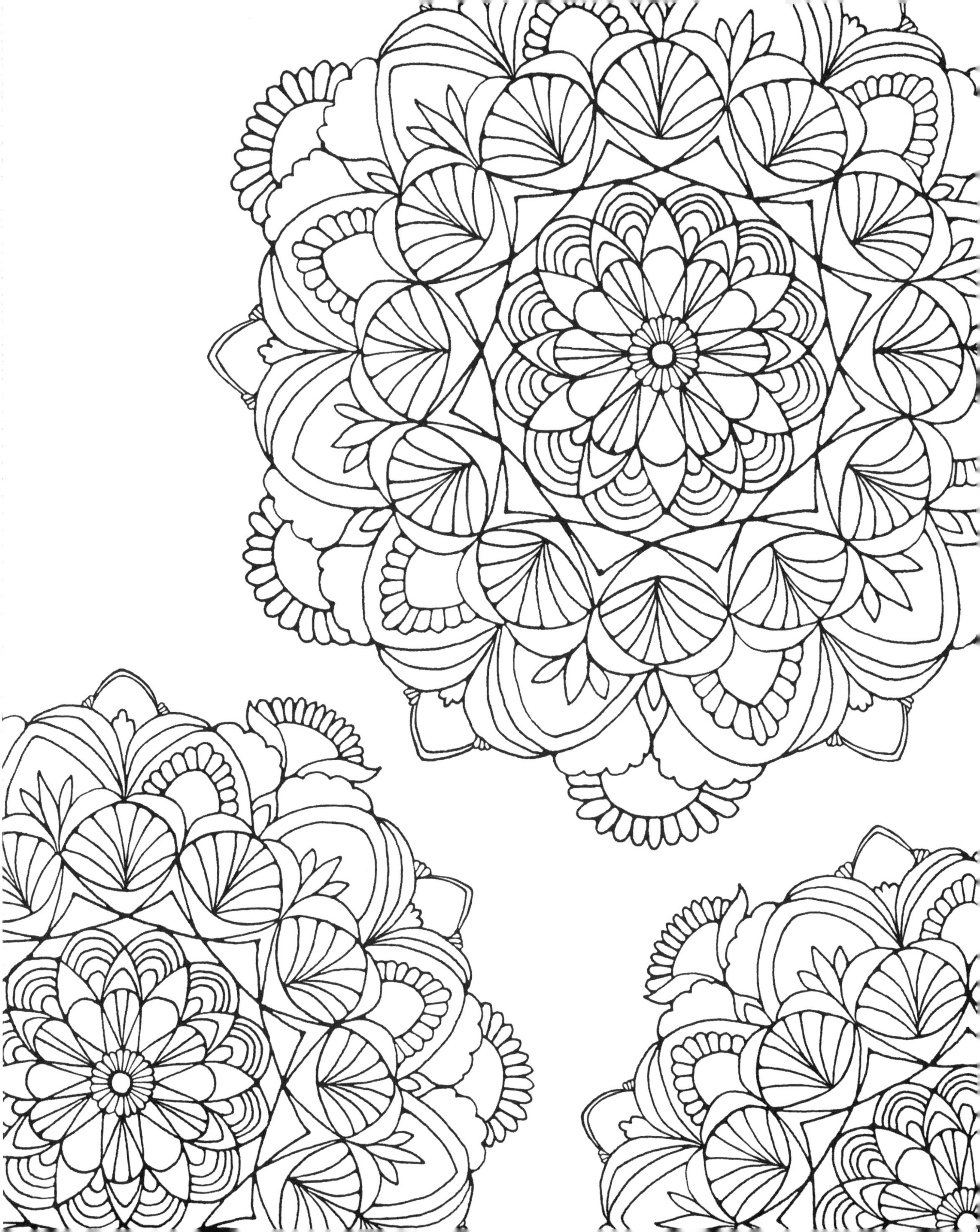

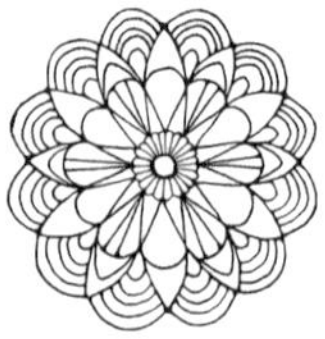

title : 『華紋』

date : 年 月 日

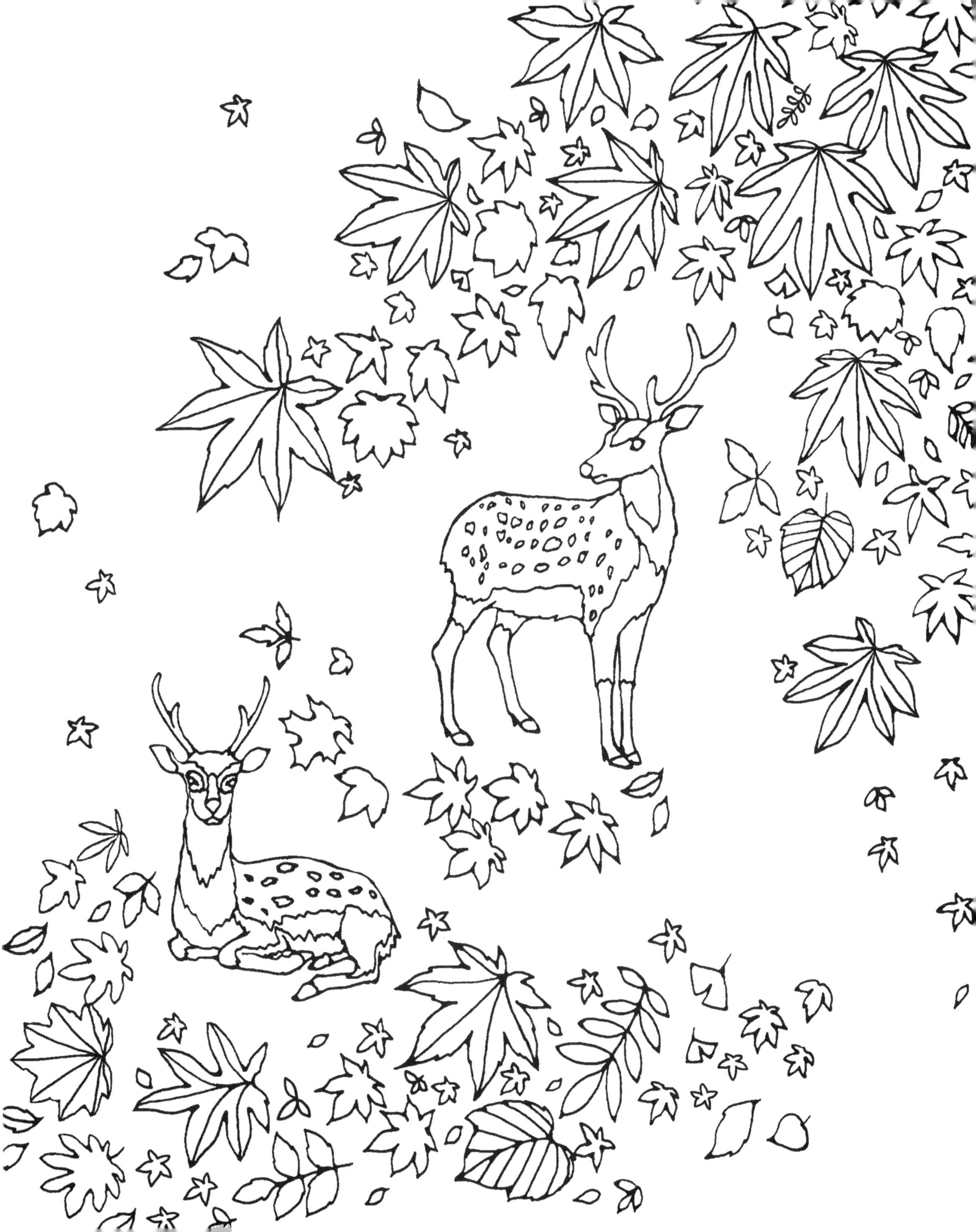

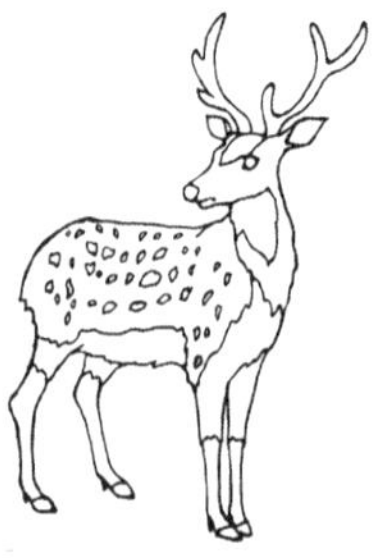

title : 『鹿、紅葉』

date : 年 月 日

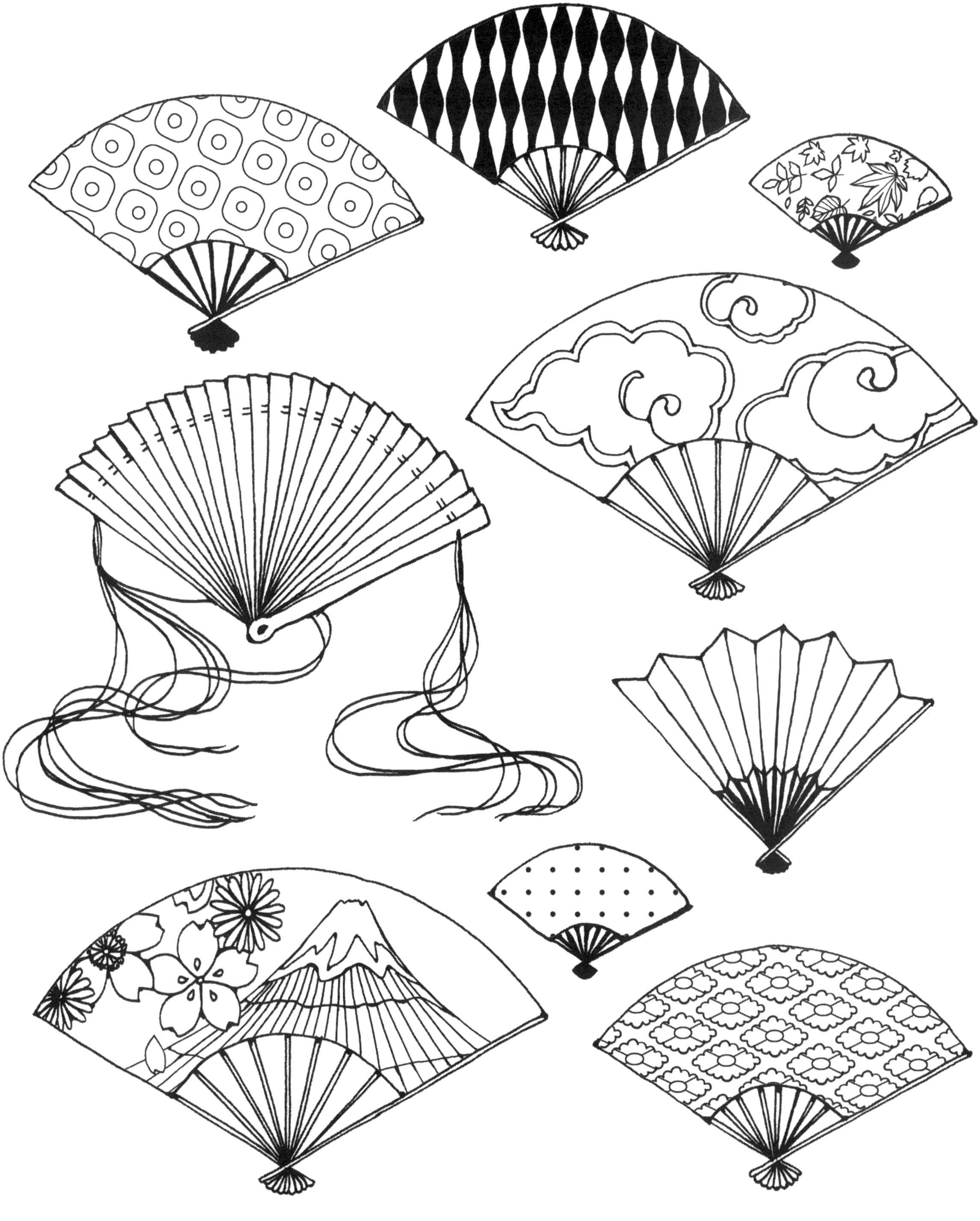

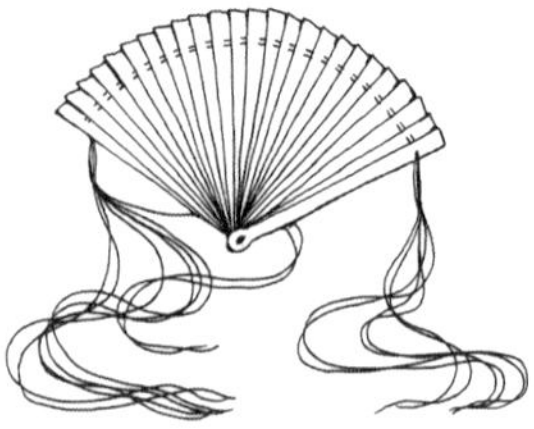

title :『扇子、富士、桜、檜扇、割付文様』

date : 年 月 日

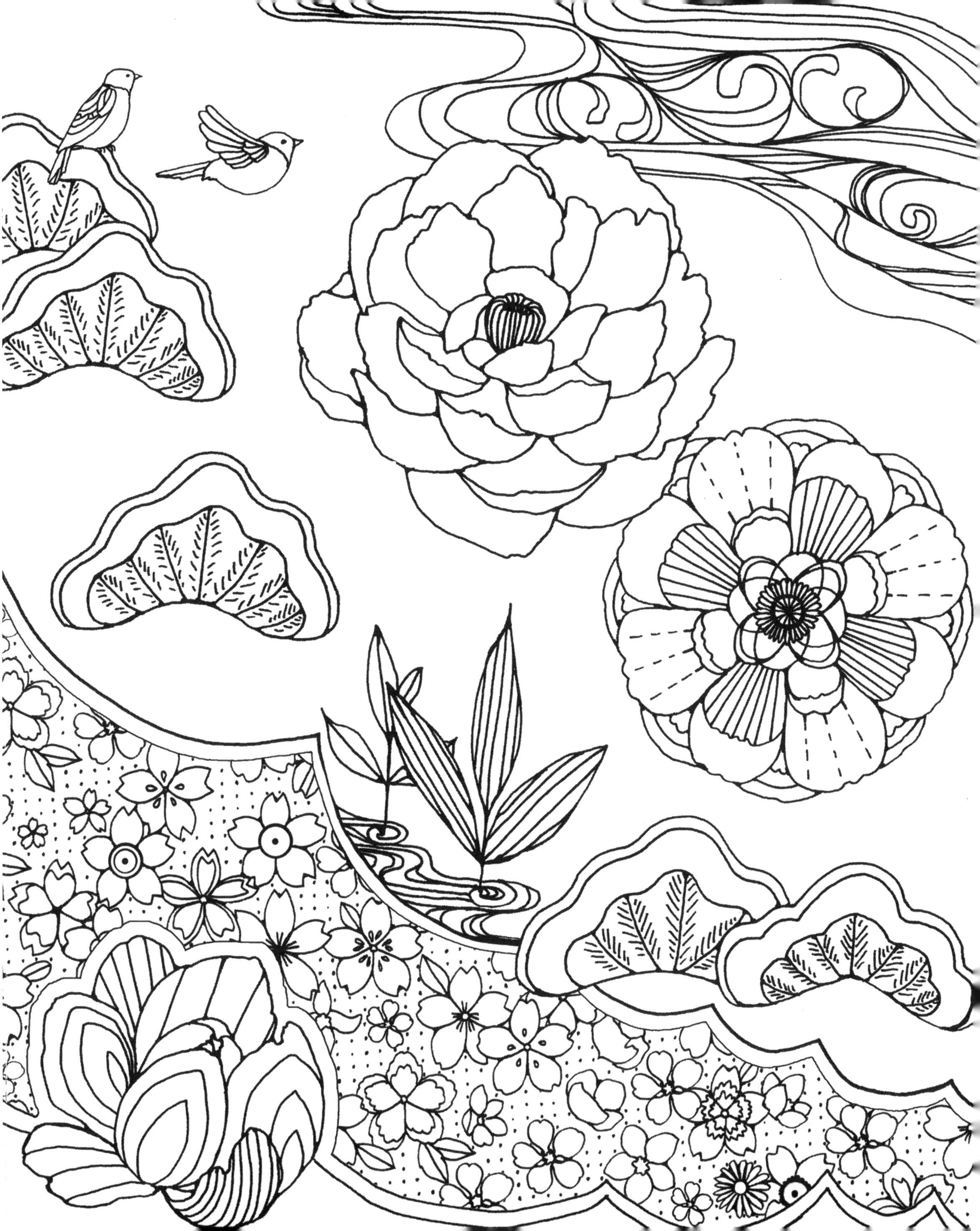

title : 『桜、松、鳥、流水、牡丹』

date : 年 月 日

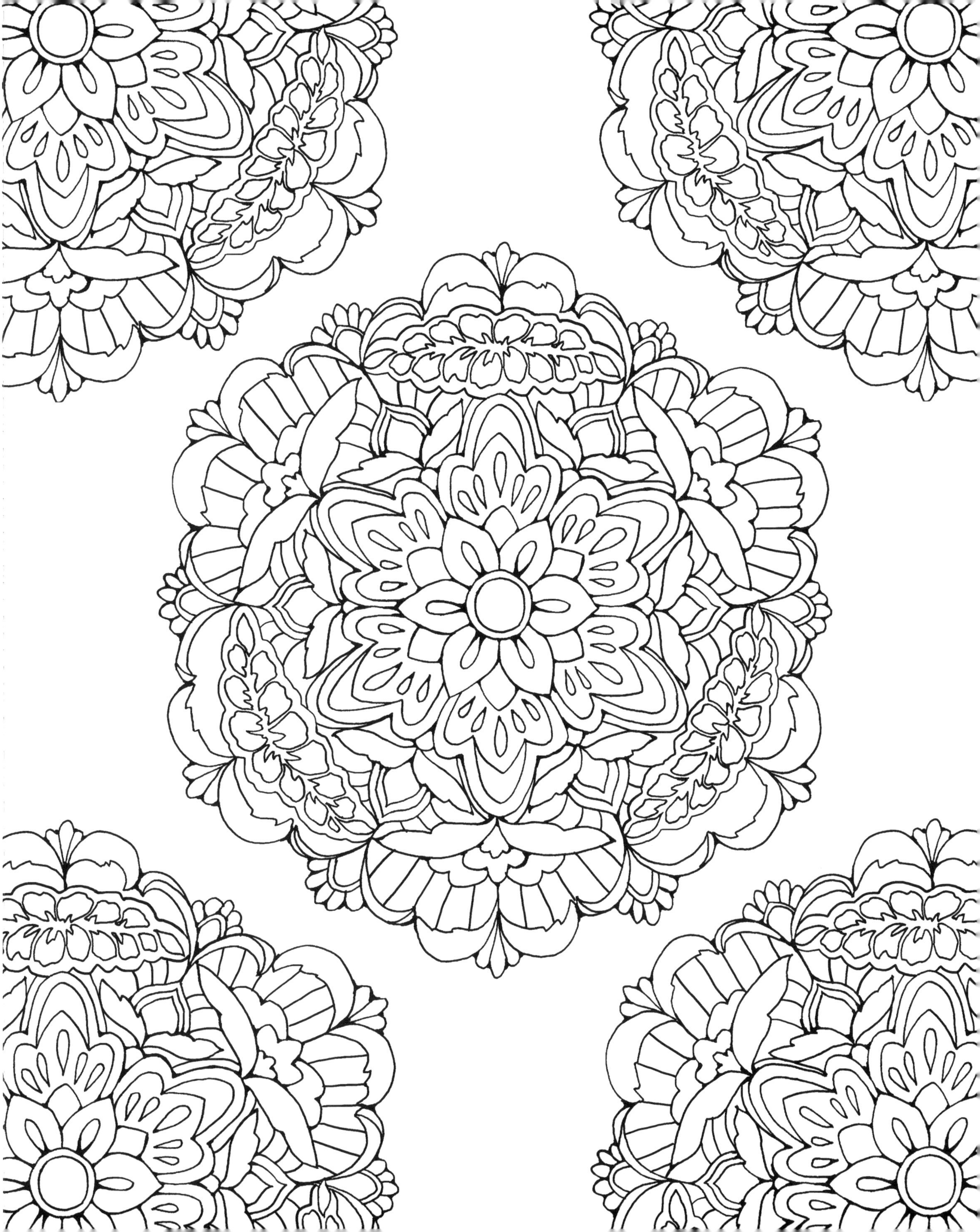

title : 『華紋』

date : 年 月 日

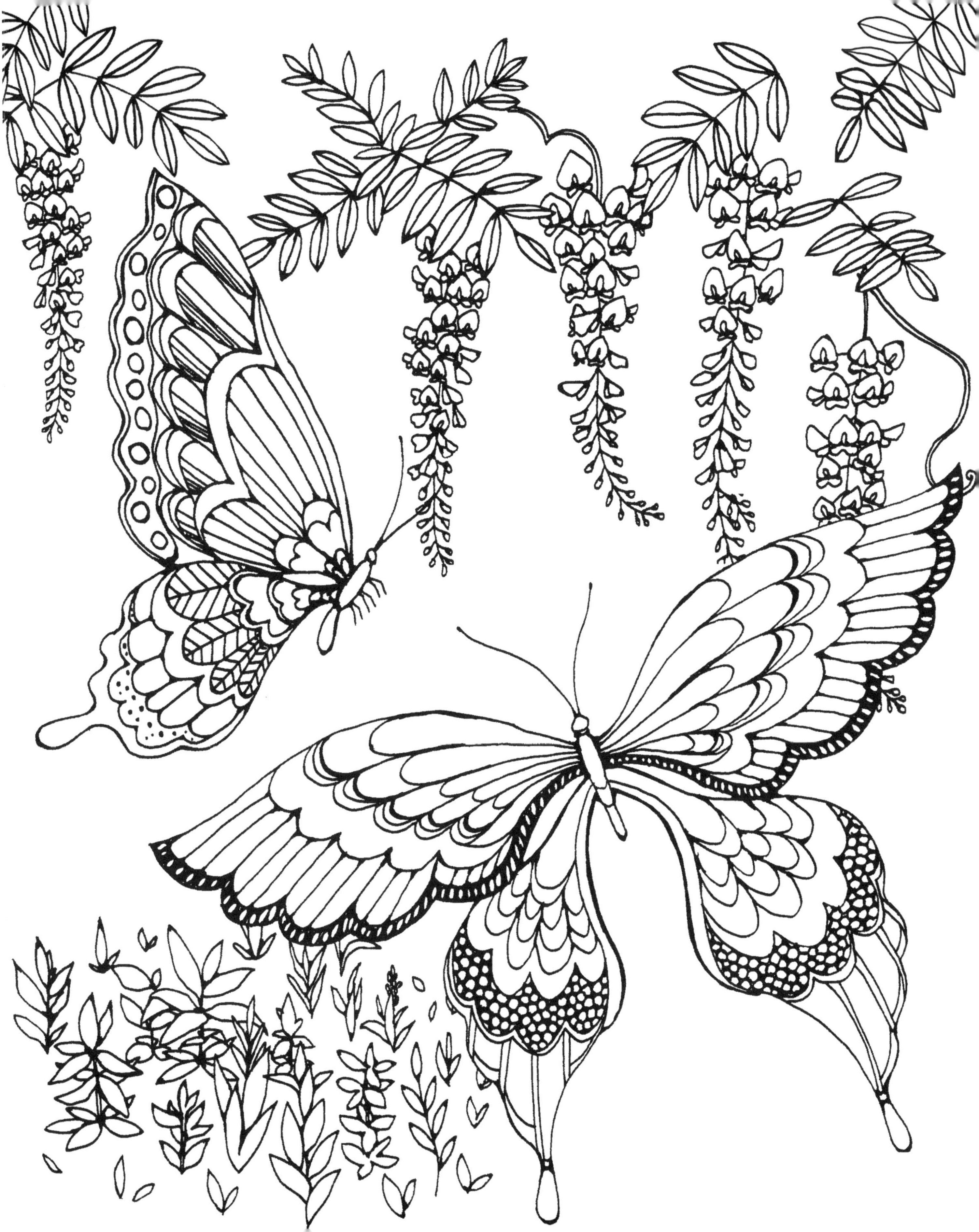

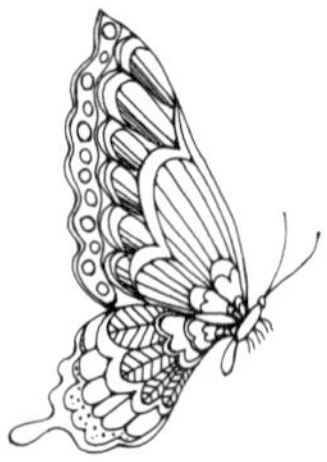

title : 『藤、蝶』

date : 年 月 日

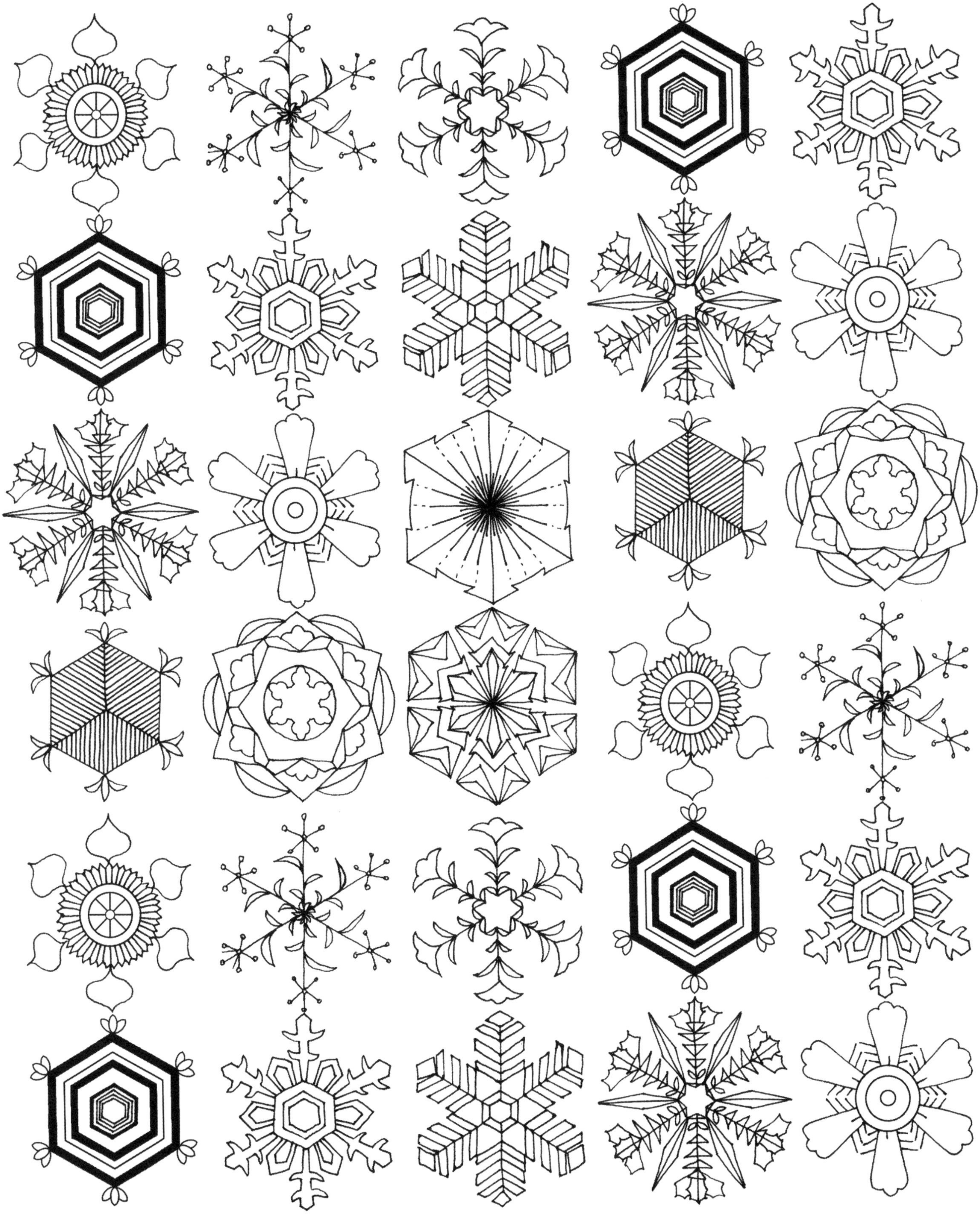

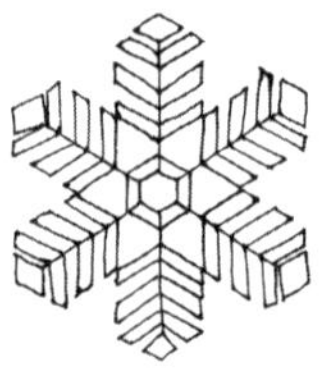

title : 『雪紋』

date : 年 月 日

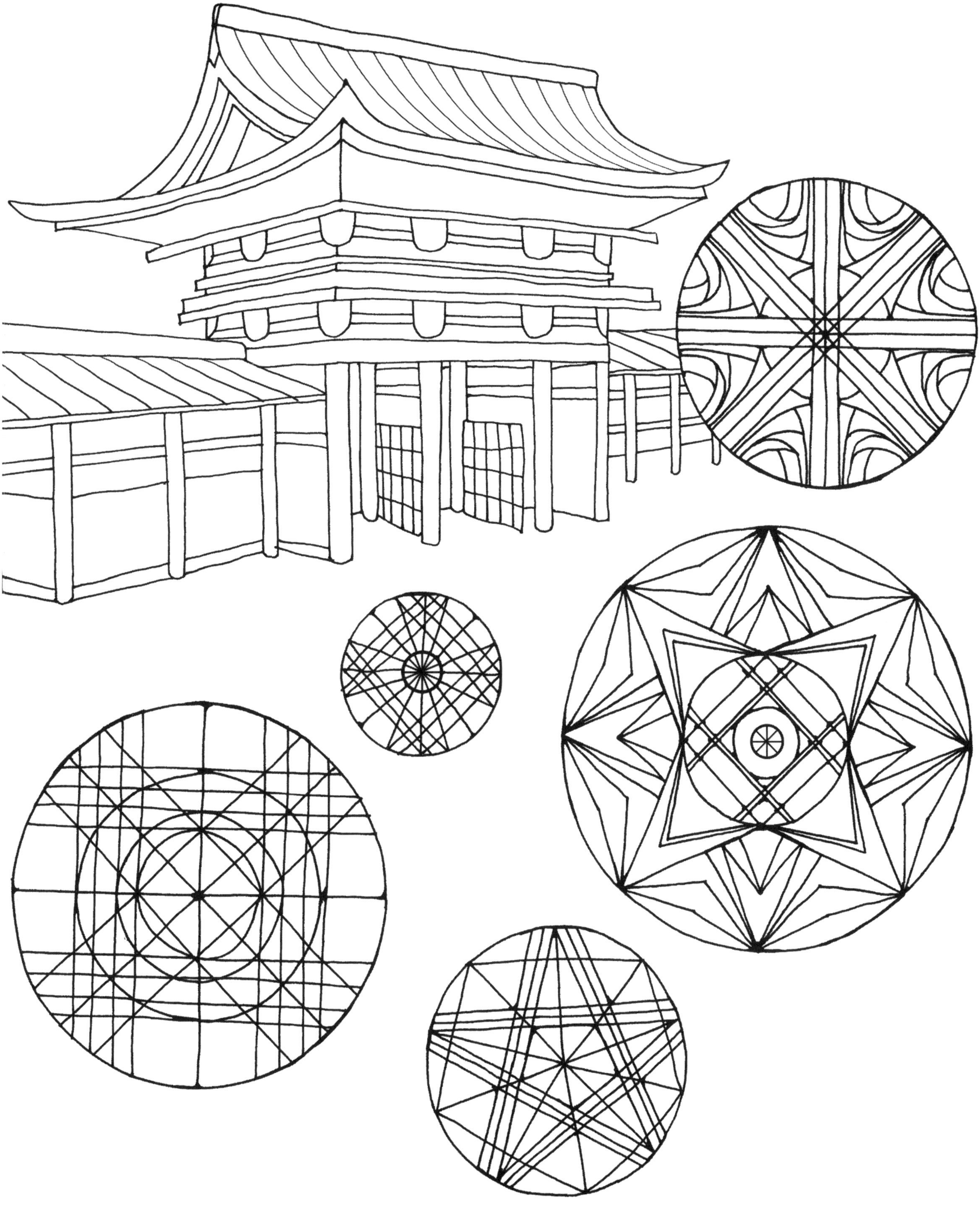

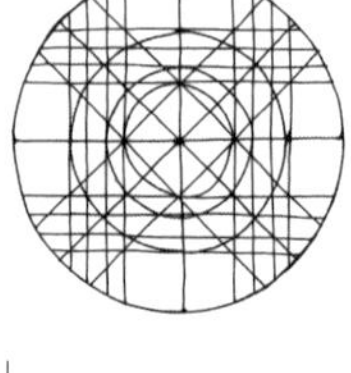

title :『城、鞠』

date :　　　　年　　　　月　　　　日

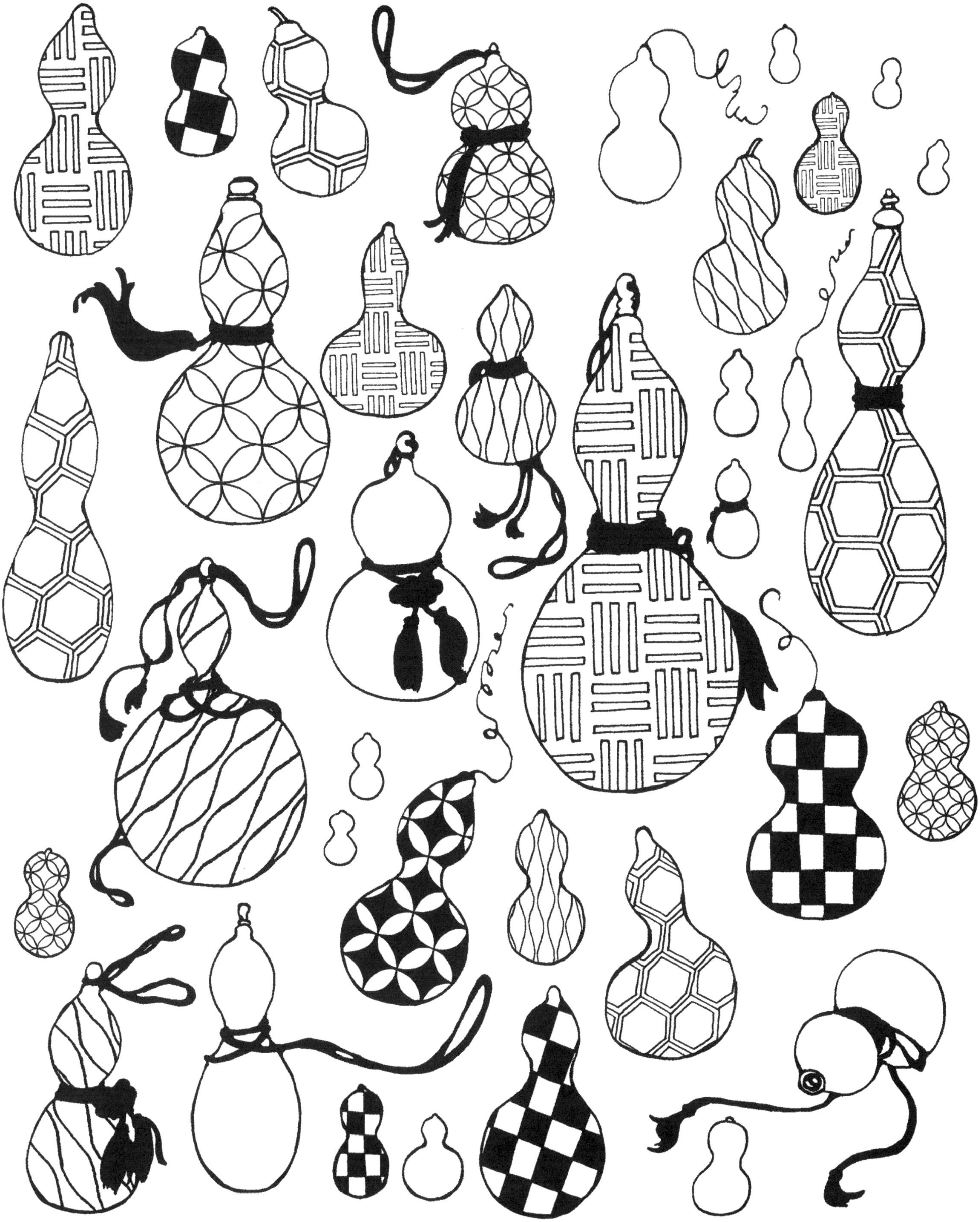

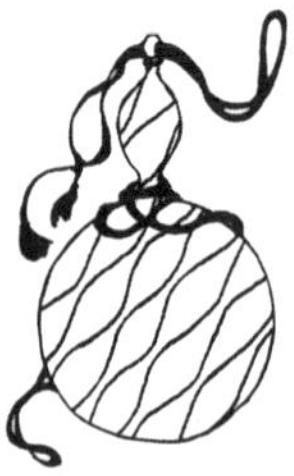

title : 『ひょうたん、割付文様』

date : 年 月 日

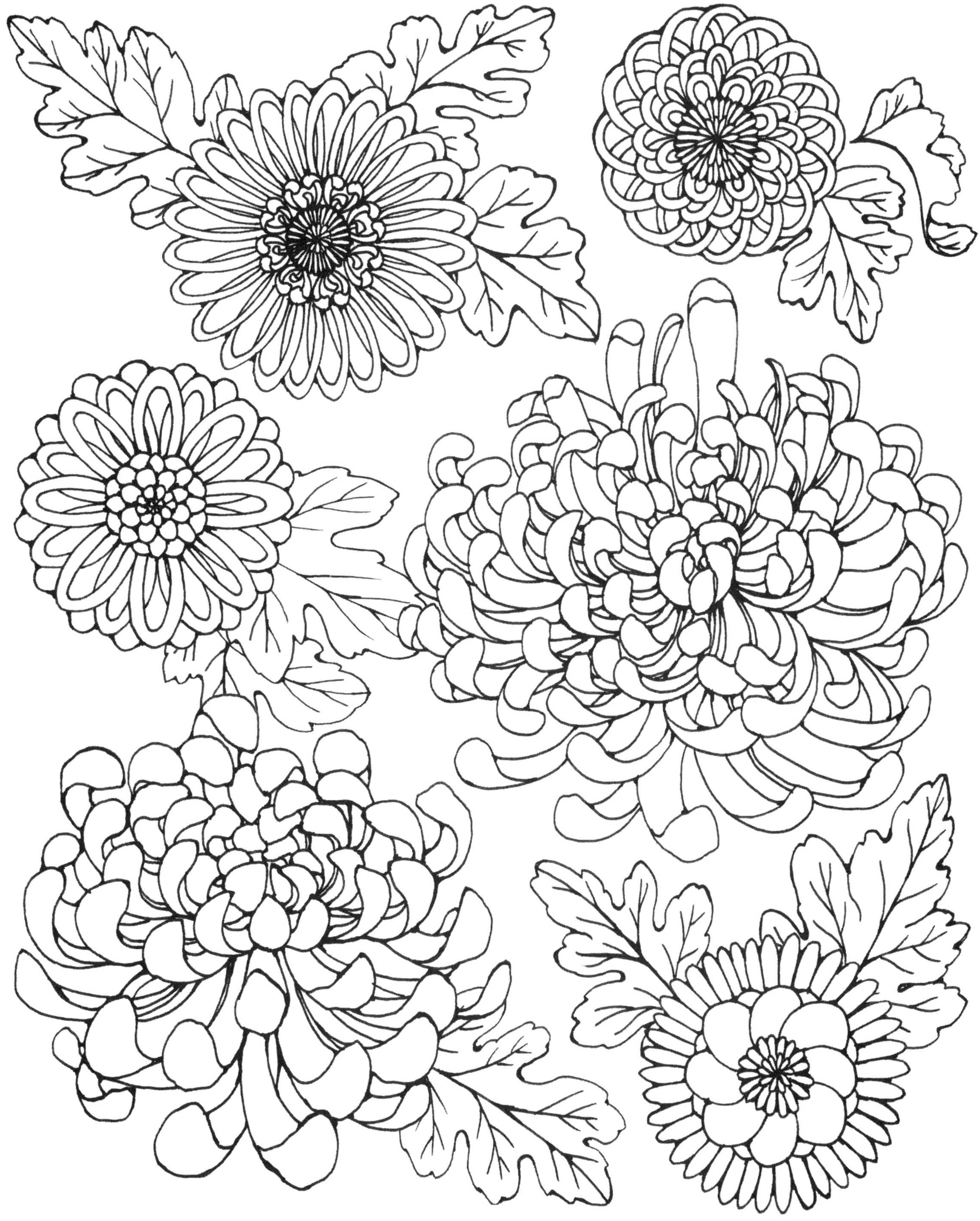

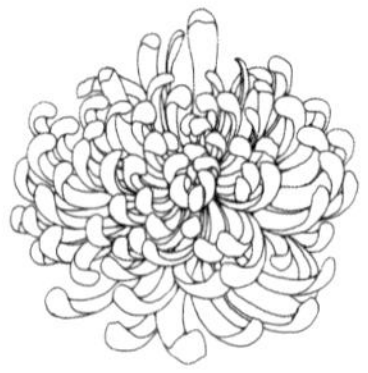

title : 『菊』

date : 年 月 日

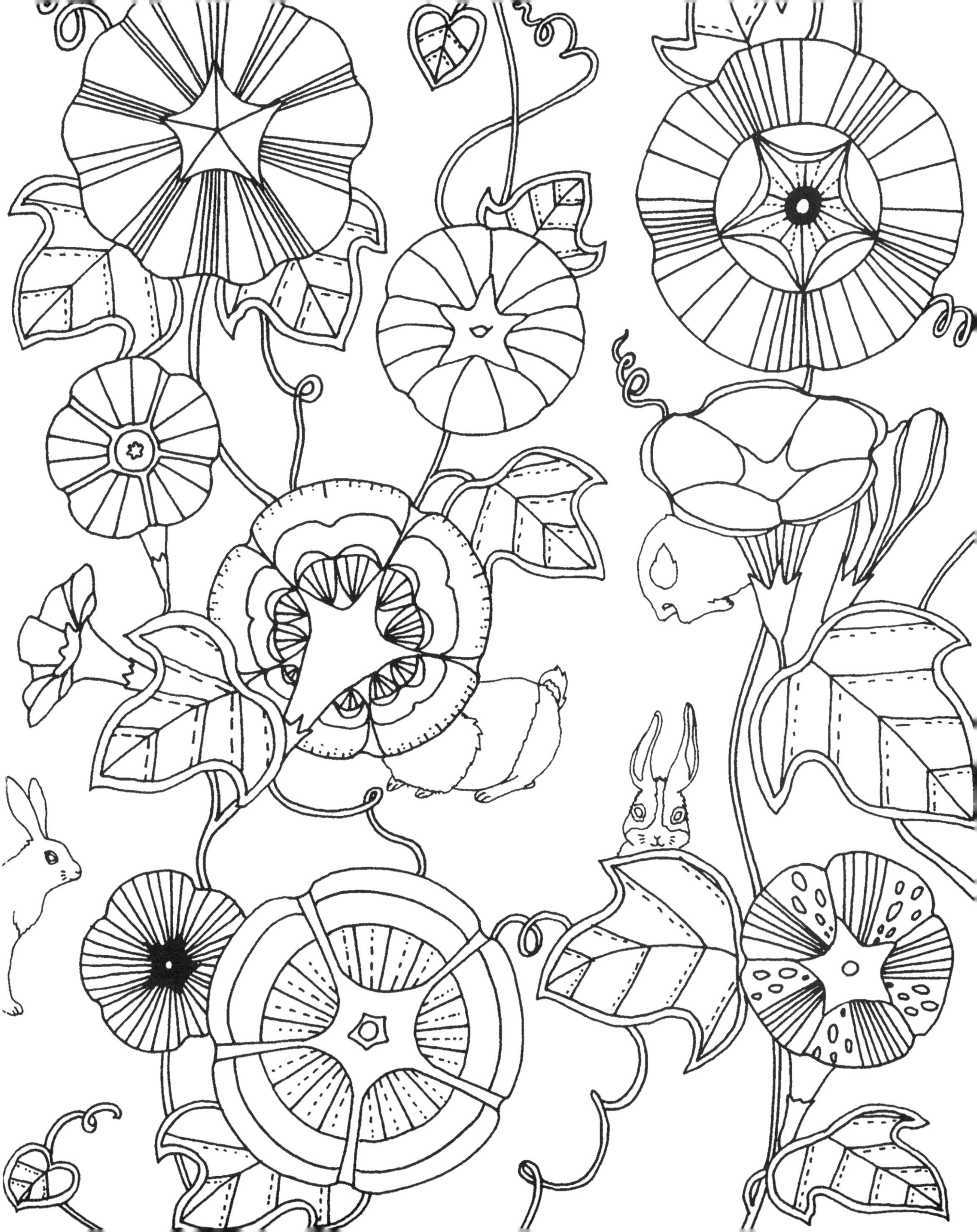

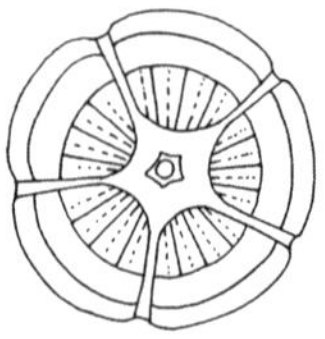

title :『朝顔、兎』

date : 年 月 日

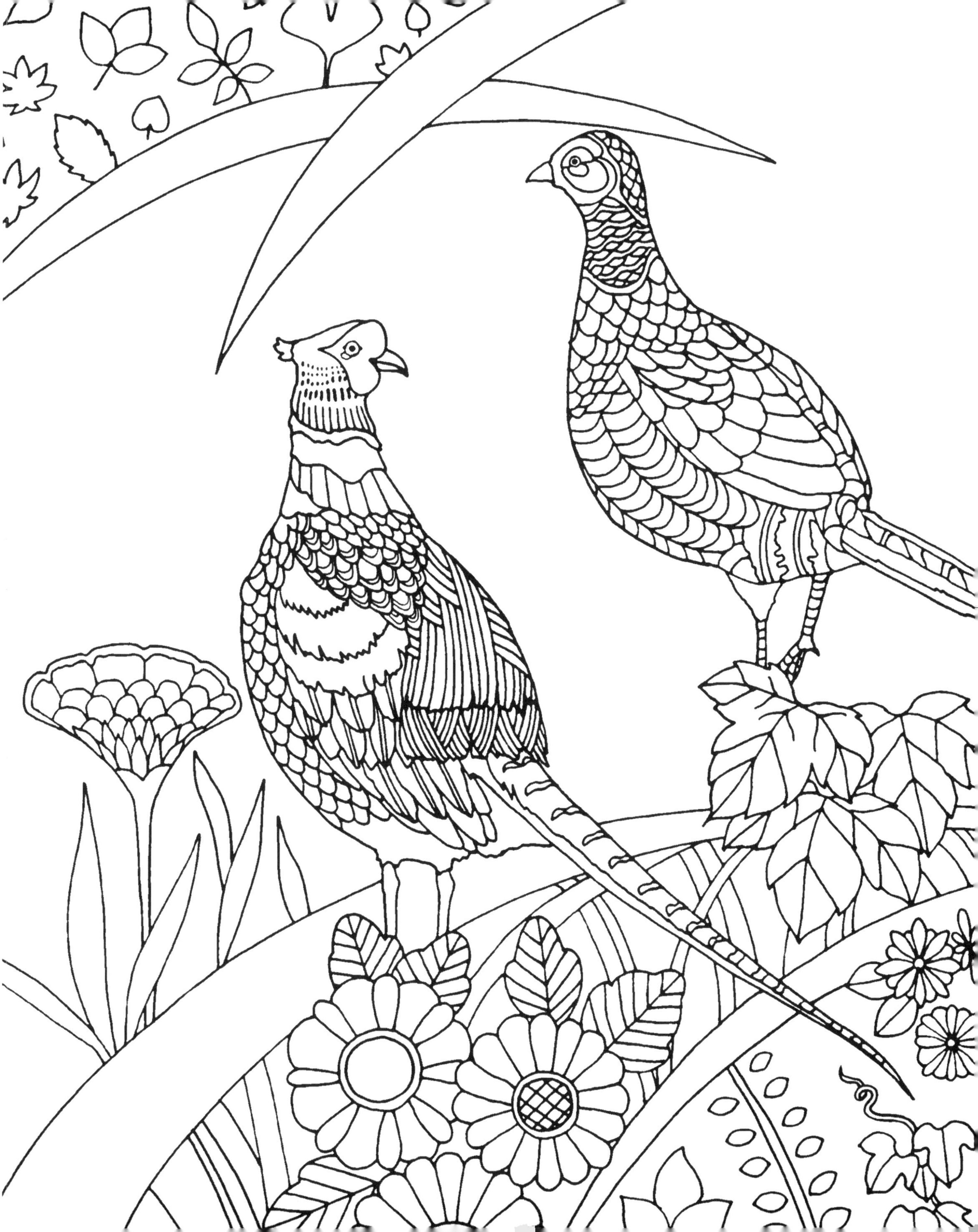

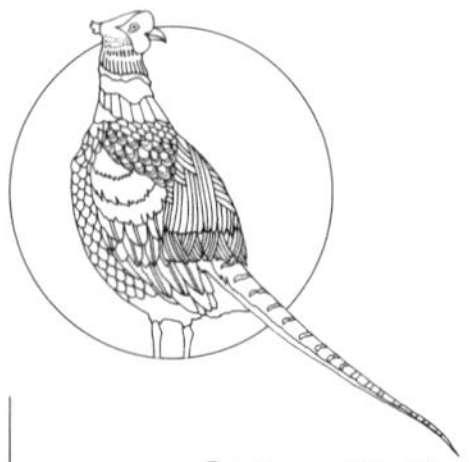

title : 『雉、草花』

date : 年 月 日

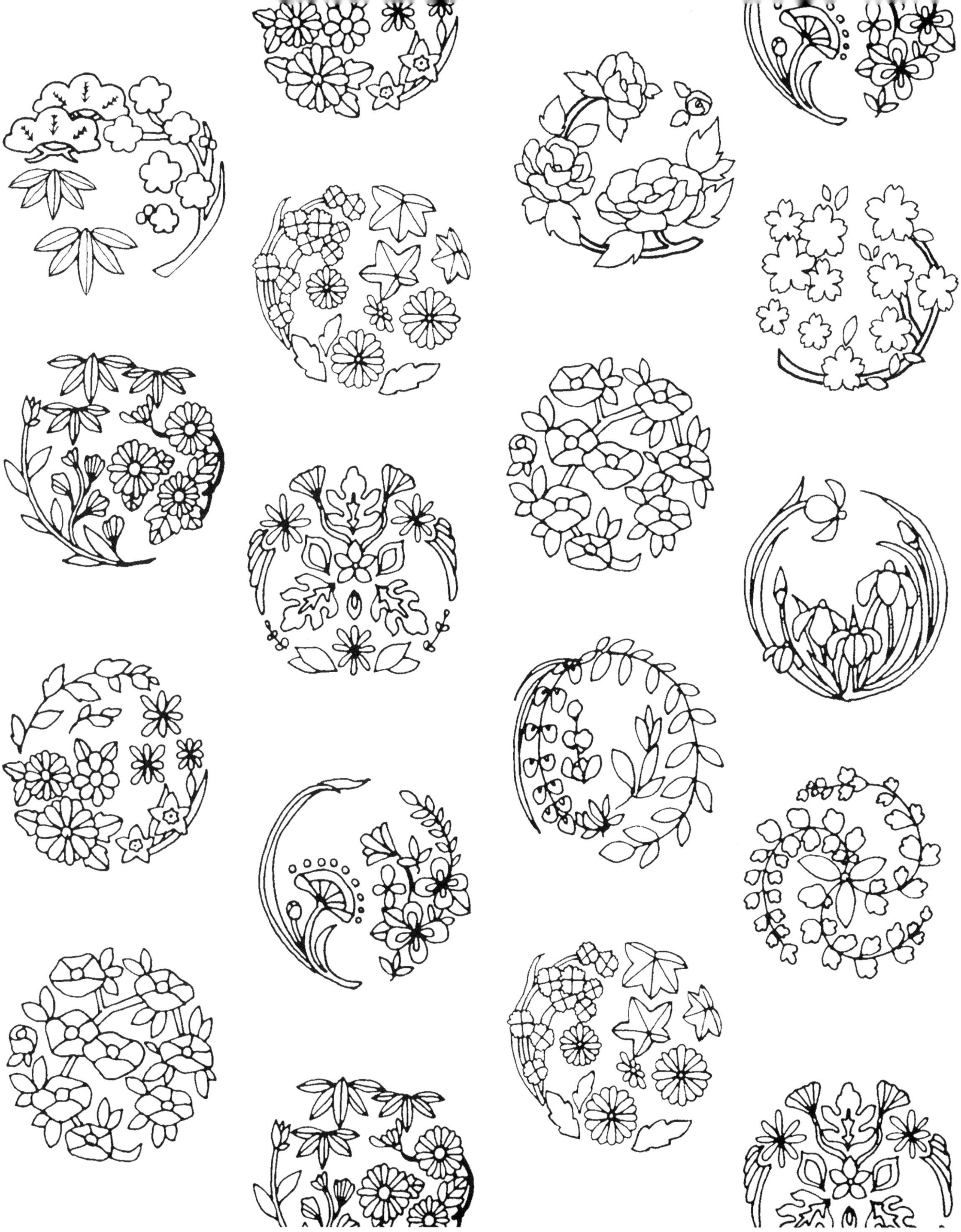

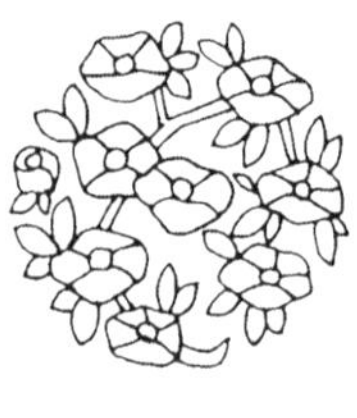

title : 『しゃれ紋』

date : 年 月 日

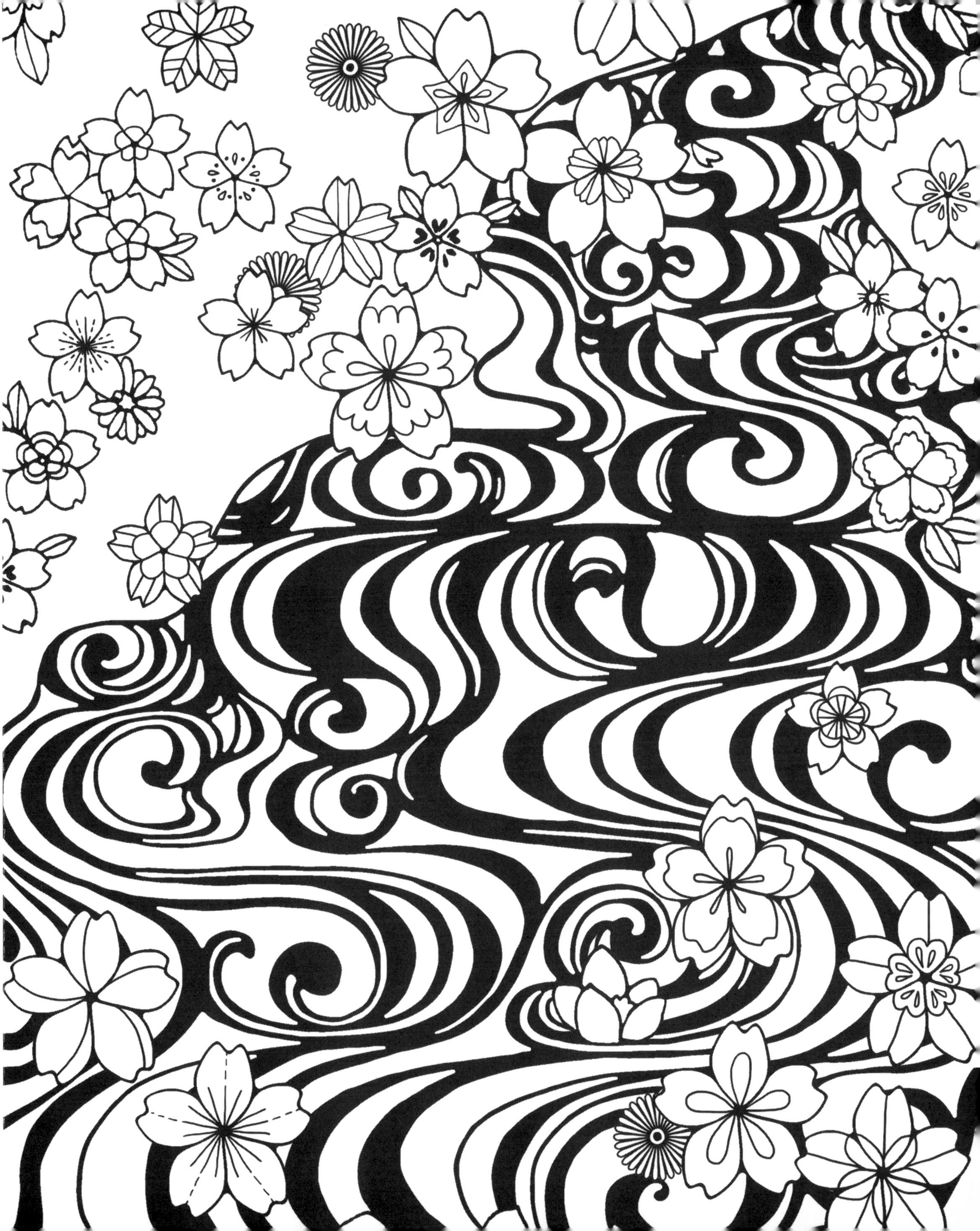

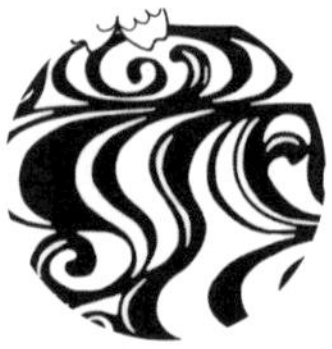

title :『流水、桜、菊』

date : 年 月 日

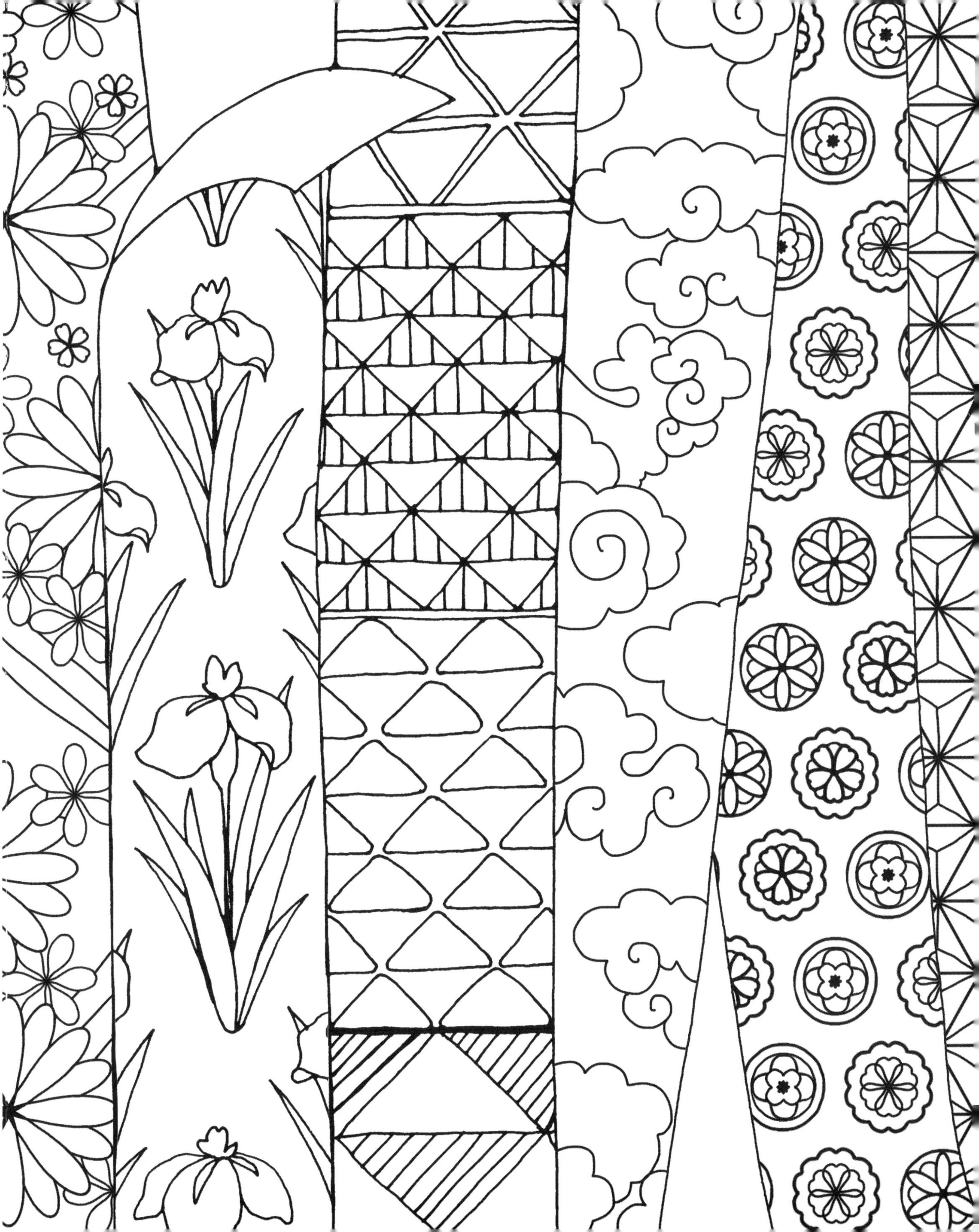

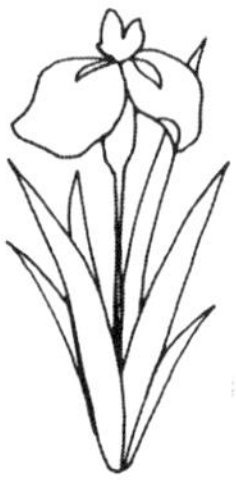

title :『かずら帯紋、花紋、カキツバタ、菊、割付文様』

date :　　　　　　年　　　　　　月　　　　　　日

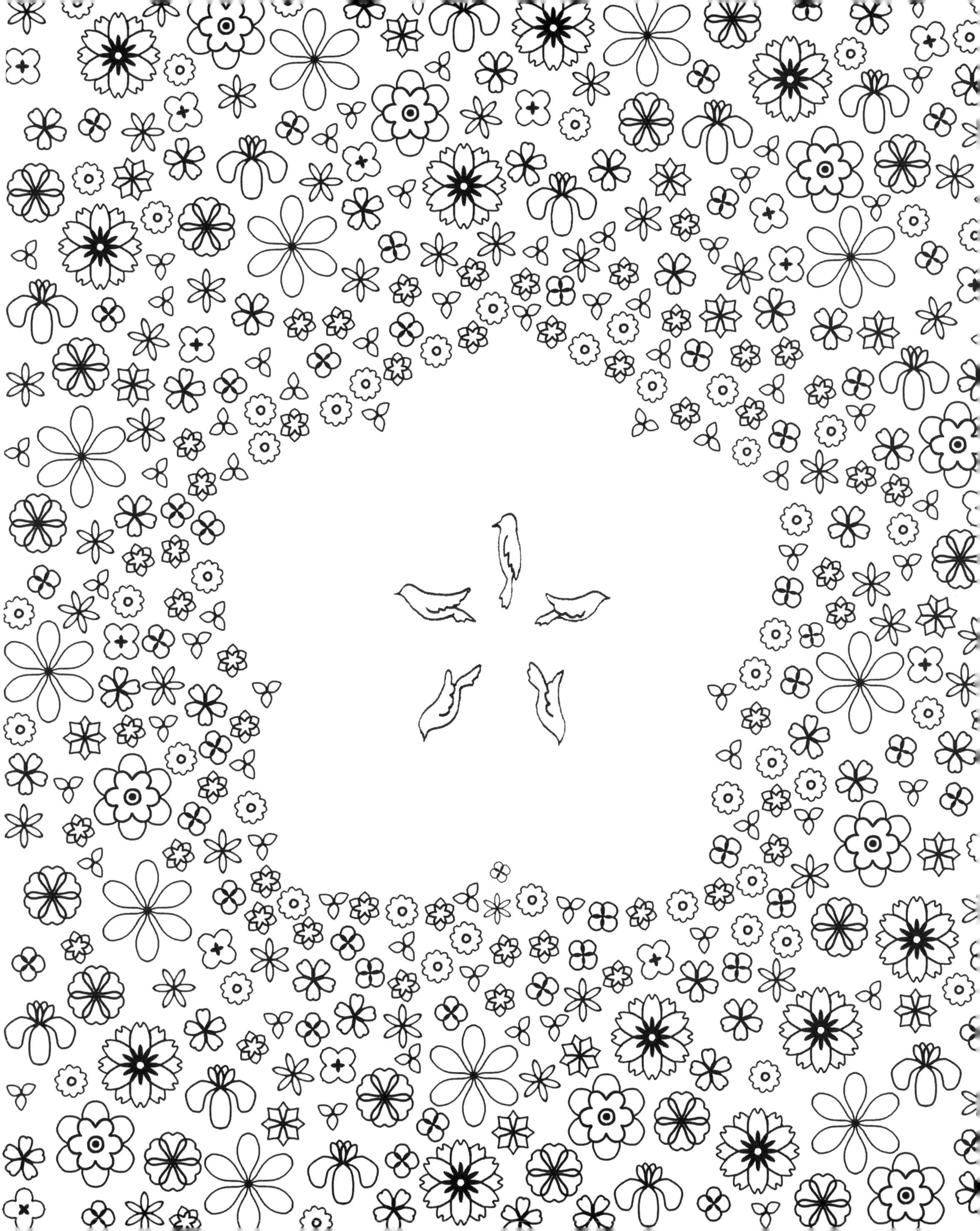

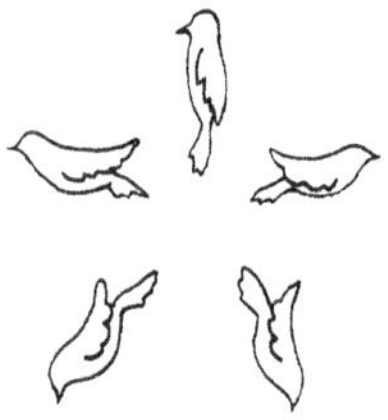

title : 『桔梗文様、花々』

date : 年 月 日

自律神経を整える
ぬり絵

発行日　2015年11月 2 日　第 1 刷
発行日　2025年 7 月21日　第51刷

著者　小林弘幸
画　藤田有紀

本書プロジェクトチーム
編集統括　柿内尚文
編集担当　小林英史、大住兼正
デザイン　細山田光宣、松本歩、千本聡（細山田デザイン事務所）
イラスト　秋野純子
撮影　森モーリー鷹博
篭原和也
制作協力　山口琢児
編集協力　来須知未
校正　鈴木初江
営業統括　丸山敏生
営業推進　増尾友裕、綱脇愛、桐山敦子、寺内未来子
販売促進　池田孝一郎、石井耕平、熊切絵理、菊山清佳、山口瑞穂、
相澤いづみ、吉村寿美子、矢橋寛子、遠藤真知子、森田真紀、
氏家和佳子
プロモーション　山田美恵、川上留依、鈴木あい
編集　栗田亘、村上芳子、菊地貴広、福田麻衣、小澤由利子、宮崎由唯
メディア開発　池田剛、中山景、中村悟志、長野太介、入江翔子、志摩晃司
管理部　早坂裕子、生越こずえ、本間美咲
発行人　坂下毅

発行所　株式会社アスコム

〒105-0003
東京都港区西新橋 2-23-1　3 東洋海事ビル
TEL：03-5425-6625

印刷・製本　株式会社光邦

Printed in Japan ISBN 978-4-7762-0890-7